「肺の隠れ慢性疾患」を治す！

その息切れはCOPDです

医学博士「おきのメディカルクリニック」院長
石本 修 Ishimoto Osamu

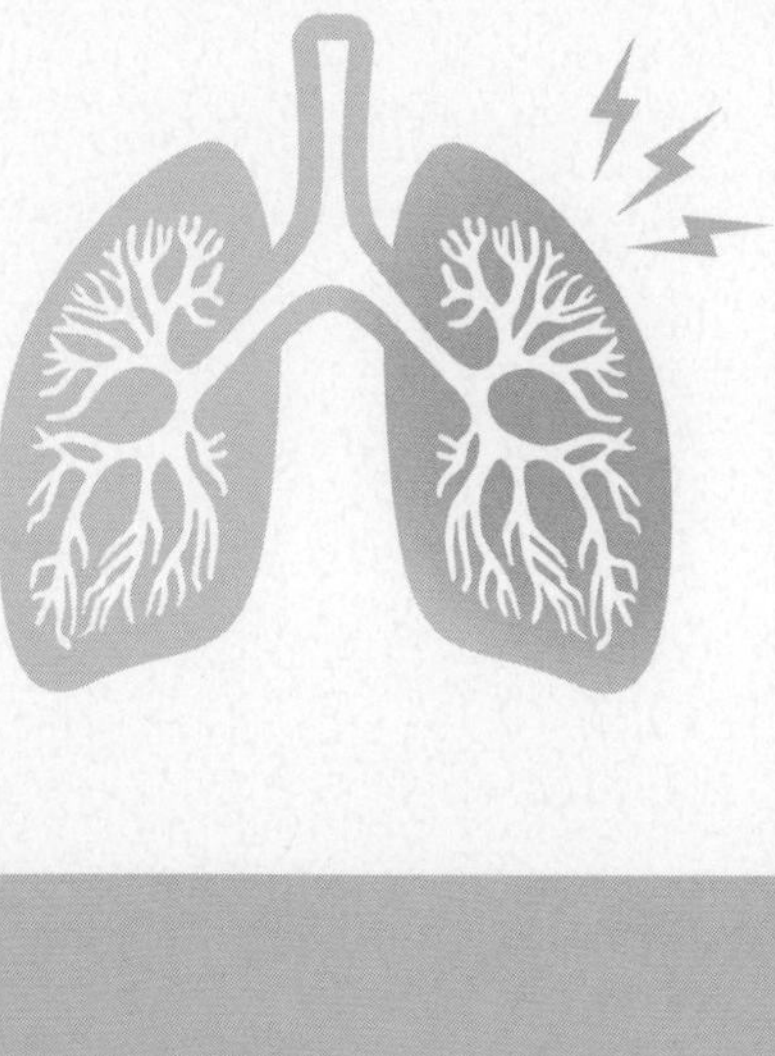

さくら舎

はじめに～その息切れ、本当に大丈夫？

階段で2階に上がったら、息が切れた。散歩の途中、坂道で息が苦しくて立ち止まってしまった。大掃除で窓ふきをしていたら、息がハーハーした……。

「あー、あるある、ホント年はとりたくないよね～」

「そうそう。運動をしていないし、ちょっと動くとすぐ息切れしちゃうんだよね」

思わずうなずいたあなた！　それ、本当に年のせいですか。単なる運動不足が原因なのでしょうか？

その息切れが、もし深刻な肺の病気からきているものだとしたら……？

「年のせいだからどうってことない」などと、とても笑っていられませんよね。

ひと口に息切れといっても、ざっくりと分けて健全な息切れと病的な息切れの2種類があります。

ただ厄介《やっかい》なことに、両者の境界はとても曖昧《あいまい》なのです。

例えば、100メートルを全速力で走れば、誰でも息がハーハーします。

これは、健全な息切れといえます。

でも、階段を2階まで上がって息がハーハーするようだと、病的なものと考えられます。

これは一応の目安にはなりますが、息切れや息苦しさなどは自覚症状ですから、本人の感じ方には個人差があります。

そのため、強い息切れを感じたからと受診しても、病気が何も見つからないということがよくあります。

また、どう見ても重症の肺炎にかかっているのに、患者さん自身は何も感じていないということも少なくありません。

特に、ゆっくり病状が進行していたりすると、少しずつ呼吸の働きが低下しているため、酸素不足の状態に徐々に慣れていて息苦しさを感じにくくなってしまいます。

エベレストに無酸素で登る人が、トレーニングで身体を低酸素に少しずつ慣らしていくように、病気によって訓練されてしまうわけですね。これは、怖い。

病状が悪化しているのに気づきにくくなり、発見が遅れてしまいます。

また、たとえ息切れを自覚していたとしても、ほとんどの人たちは単なる「年のせい」という思い込みのために放置してしまいがちです。

この都合のいい言い訳が多くの人の目を曇らせ、重大な病気の発覚を遅らせてしまっている……と言ったら、あなたはどうしますか。

「どうってことない」と思っているその息切れには、実はいろいろな肺の病気が隠れていることがあります。

昨年以来、私たちの生活様式を大きく変化させてしまった新型コロナウイルス感染症。

帰国者・接触者相談センターに連絡する目安となる症状のひとつに挙げられていた「息苦しさ」は、肺炎が始まっていることを想定しています。

また、肺の病気としてよく知られているぜん息や肺がんなどでも、息切れや息苦しさを感じることがあります。

中でも、息切れを引き起こす代表的な病気に、ＣＯＰＤ（慢性《まんせい》閉塞性《へいそくせい》肺疾患《はいしっかん》）があります。

「そんな病名、聞いたことがない」という人がほとんどかもしれませんが、実は、日本人男性の死因の第8位に入っている深刻な疾患です。

にもかかわらず、実際に診断を受けている患者さんはごく一部で、いわゆる「隠れＣＯＰＤ」は、５３０万人以上と考えられています。

ＣＯＰＤでは、炎症などで気道が狭くなり、肺の機能が低下して空気を十分に吐き出せなくなってしまうため、正常な呼吸が困難になってきます。

これを放置して症状が徐々に進行すると、身体を動かしにくくなって運動機能が低下。肺だけでなく全身的な病気を合併することも多く、大変危険です。

普通、「心臓の働きがよくない」などと聞くと、ほとんどの人は非常に心配になってくるのではないでしょうか。

ところが、息切れがあっても、呼吸が少々苦しくても、なぜか肺のことはあまり心配してもらえません。どうしてみんな、もっと肺のことを気にしてくれないんだろう？

20年以上にわたり、呼吸器内科医として数千人の患者さんを診《み》てきた私としては、忸怩《じくじ》たる思いがあります。

人が亡くなるとき、他の臓器がダメになったあとも最後まで動き続けるのは、心臓と肺ということはご存じでしょうか。

心臓か肺、どちらが先にストップするかは、その人の病気によりますが、少なくとも最後の数分から数秒前までどちらも使い続けることになるのです。

ですから、他の臓器よりも先に傷《いた》めてしまったら、天寿を全《まっと》うすることなどとても無理な話です。

息切れは〝生き〟切れ……放置しておいたために、早々に〝息〟をひき取るなどということのないように、あなたの大切な肺に目を向け、もっといたわってあげませんか。

目次◆その息切れはＣＯＰＤです
――危ない「肺の隠れ慢性疾患」を治す！

2章　「肺」という名のアンサング・ヒーロー

3章　長生きするために微生物から肺を守る

4章　ぜん息はコントロールするもの

7章　肺の元気度をチェックしよう

8章 肺の免疫力を上げる7つのヒント

その息切れはＣＯＰＤです

――危ない「肺の隠れ慢性疾患」を治す！

1章　あなたも隠れCOPDかも?!

ありふれた病気なのに気づいてもらえないＣＯＰＤとは？

息切れの原因となることが多い「ＣＯＰＤ」。

名前はあまり知られていませんが、先にも書いた通り、ごくありふれた病気なのです。

というのも、40歳以上の日本人の有病率は８・６％。

つまり12～13人にひとりは、このＣＯＰＤにかかっていると推測されています。

ところが、実際にＣＯＰＤと診断されているのは、そのうちのたった９・４％。

なんと90％以上の患者さんが、医師の診断を受けていないことになるのです。

それは、たとえ息苦しさを感じたり、咳《せき》が長く続いたりして受診していたとしても、一般内科医には、単なる風邪や気管支炎ですまされてしまうことが多い、というのも原因のひとつといえるでしょう。

なかなかよくならないので呼吸器系の専門医に調べてもらったら、実はＣＯＰＤとわかったというケースが少なくありません。

もともと息切れなどの自覚症状が曖昧で患者さん本人が気づきにくいため、受診しないことが多いのに加えて、受診したとしても医師も見逃しがち、というのでは、あまりにも存在感が薄い?!

一般になじみのない病気のように思われているのは、そんなことが関係しているのかもしれません。

本当は、あなたの周りにもCOPDの人がかなりいるはずなのに……。

そういえば、『笑点』の司会でも人気のあった落語家の桂歌丸さんは、このCOPDのために2018年に亡くなりました。

生前は、日本呼吸器学会のポスターにも登場して、COPDの啓発に協力されていました。

みなさんの周りにもたくさんある症例のひとつとして、最近COPDが発覚した患者さんのケースをご紹介しておきます。

まずは、健康診断のオプションとして、呼吸機能検査を初めて行った40歳代の男性**Aさん**のケース。

健診結果報告書に要精密検査という文字を見て、再検査のために来院されました。

1日にタバコ20本を20年以上吸い続けていましたが、多少の咳と痰《たん》があっても病気かもしれないという自覚はまったくなし。呼吸機能が落ちているといわれても他人事《ひとごと》のような感じで、喫煙をやめてはいませんでした。

当院で再検査をしたところ、一秒率（息を吸って吐き出した空気量のうち、最初の1秒間で吐き出した量の割合）が基準値を大きく下回り、肺年齢は、なんと実年齢＋15歳という結果が出ました。

迷わずＣＯＰＤの診断をしましたが、＋15歳には本人も大いにショックを受けたのか、ようやく禁煙する気になったようです。

80歳代の男性**Bさん**のケースは、さらに深刻です。

40年以上の喫煙歴をもつこの男性には、重度の骨粗しょう症があり、脊椎《せきつい》骨折で整形外科に入院されていました。

骨折後のリハビリのため歩行練習を始めたところ、担当の理学療法士に息切れを指摘されました。

10メートル歩いただけでも息切れがひどい状態でしたが、本人には呼吸機能低下の自覚はほとんどなかったようです。
入院治療中のCT検査によって肺の気腫性変化が認められ、今回はじめてCOPDによる慢性呼吸不全と診断されたのです。
現在は、在宅での酸素療法を導入しています。

このふたりの場合も、たまたま呼吸機能検査を受けたから、たまたま骨折で医療機関を訪れCT検査を受けたから、COPDが判明したわけですが、見つかって本当によかったと思います。

Aさんは、そのまま喫煙を続けて肺にダメージを与え続けていたかもしれません。Bさんのほうは呼吸不全で死に至っていた可能性もあります。

COPDを放置すれば、呼吸機能低下が進行して、急に悪化することがあります。この増悪《ぞうあく》を繰り返すうちに、ようやくCOPDと診断されたときには、すでに酸素吸入器が必要な状況まで進行していることも珍しくないのです。

気づいたときには、命にかかわる事態に陥っていることも多いのが、肺の病気の怖いところかもしれません。

また、COPDは消化器疾患、心・血管疾患、糖尿病、骨粗しょう症をはじめ全身に影響を与え、さまざまな合併症を引き起こすことがありますので、早めの発見が重要です。

COPDの肺は目詰まりした排水溝?!

診断を受けていない隠れCOPDが多いことが、この疾患の特徴のひとつともいえるのですが、診断基準はいたってシンプルです。

肺機能検査でわかる「一秒率」が70％未満であること。ほとんどこれだけです。

一秒率については前項で少しだけ触れましたが、1秒間で吐き出せる息の割合で、スパイロメーターという器械を使って測定します。

ラクな呼吸を繰り返してから、胸いっぱいに息を吸い込み、これを一気に吐き出します。最後まで吐いて、息を吐き切ったら終了。

このうち、吐き出した息の全量に対して、最初の1秒間に吐き出した息の量の割合が一秒率です。

健康な人なら、1秒あれば、胸いっぱい吸い込んだ空気のほとんどを吐き出せるのですが、肺機能が低下していると一気に吐き出すことは無理。

何度かに分けて吐き切るのに時間がかかったり、吐き切る前に息を吸ってしまったりします。

肺機能検査は、昔学校で測定したいわゆる肺活量のイメージですが、スパイロメーターでは、その人の肺年齢もわかります。

でも、とても残念なことですが、私は、肺年齢が実際の年齢より若い人にお目にかかったことが滅多にありません。

肺はタバコや空気中の不純物などで傷つけられても、ケアされることがなくても、ただ黙々と働き続けるだけ。

ふと気がつけば、すっかり老化していた……なんて、あまりにかわいそうすぎます。できれば、肌年齢や血管年齢のように、みなさんに少しでも多く肺年齢にも目を向けてもらえたなら、もっともっと若々しい肺を維持することができるのになぁと、いつも感じています。


ところで、一秒率が70％未満ということは、吸い込んだ息をちゃんと吐き切ることができていない、ということです。3割以上が吐き出せていない。

それだけ、呼吸の効率が悪くなっているわけですね。

健康な人でも、吸った空気を一呼吸ごとにすべて吐き切っているわけではありません。

すべて吐き切るには時間も力もかかるので、毎回そんなことをしていると疲れてしまいます。

我々は安静時、無意識に呼吸をしているときは、すべて吐き出さずに途中で息をまた吸っています。

肺に残った空気の量を「残気量」と呼んでいますが、ＣＯＰＤの患者さんではこの残気量が健康な人より増加しているのです。

呼吸の効率が悪くなる原因は、タバコや大気中の汚染物質、ウイルス、細菌、アレルゲンなどさまざまです。

これらによって、空気の通り道である気道が炎症を起こしたり、酸素を取り込む袋状のもの（肺胞）が壊されたりします。

その結果、気管支の壁が分厚くなって空気の通り道が狭まり、また肺胞に空気がたまってしまって、息を十分に吐き出せなくなるのです。

このように気管支が閉塞して息の通りが悪くなっている肺、いわば、目詰まりした

一度目詰まりした肺は、二度と元には戻らない

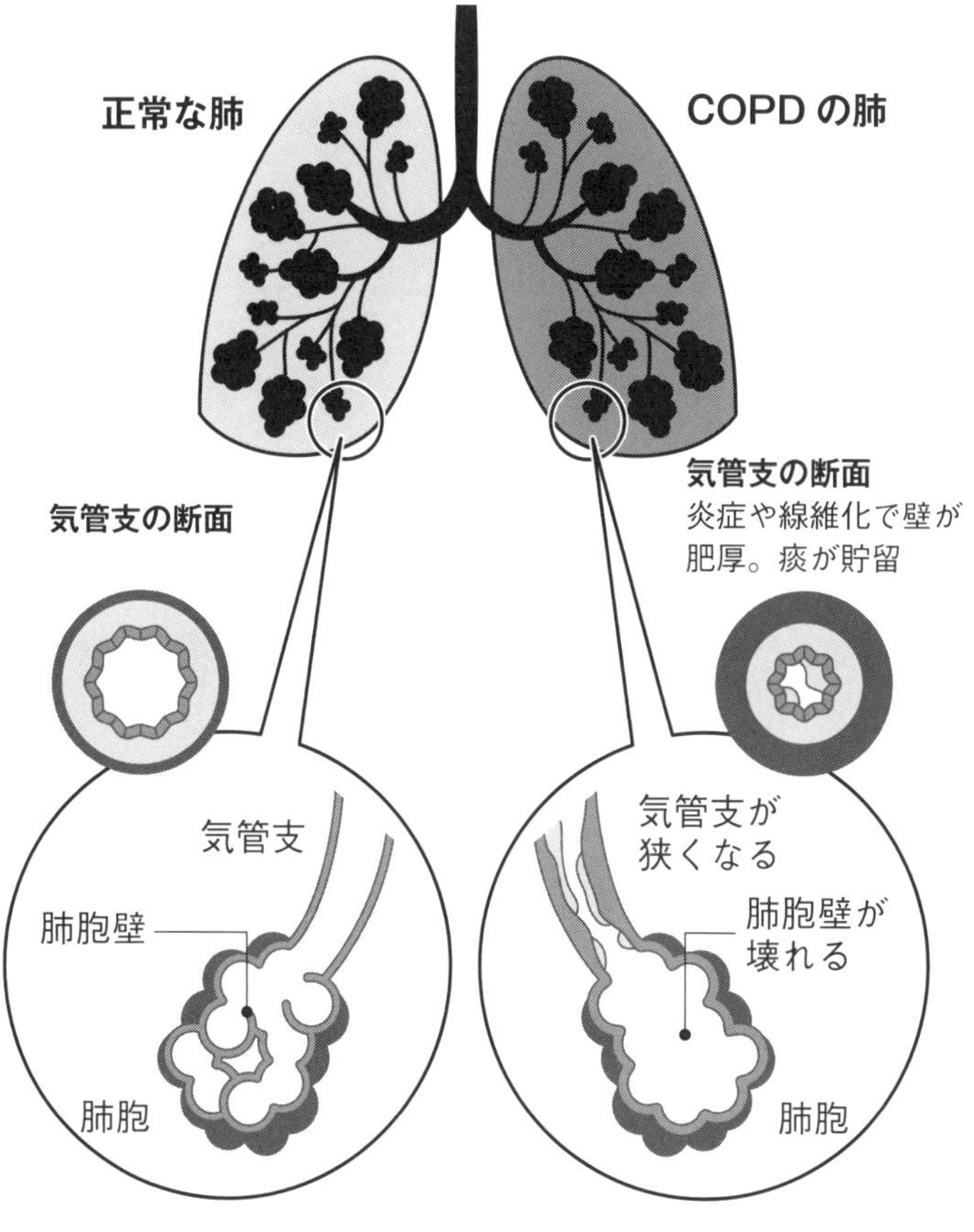

図 A　正常な肺と COPD の肺の違い

排水溝みたいな状態がＣＯＰＤなのです。

もっとも、排水溝なら詰まっているものを取り除いて、きれいに掃除をしてあげれば、通りがよくなるものですが、肺はそういきません。

厳密にいうと「可逆性がないこと」、つまり、一度目詰まりしたものは元には戻らない、というのが、ＣＯＰＤと診断する「一秒率」以外のもうひとつの基準になっています。

一度詰まって通りが悪くなった肺は、二度と元には戻れません。

あんなにタバコを吸わなければ、あのときもっと気をつけていれば……。

まさに、後悔先に立たず――そんな言葉がこれほどぴったりくる病気も、そう多くはないかもしれません。

それほど新しくないのに、メタボよりも知られていない

ＣＯＰＤは特に新しい病気というわけではなく、昔からあった概念なのですが、最初にこれを提唱したのは米国胸部学会で１９８７年のことです。

そして、英語の病名〝Chronic Obstructive Pulmonary Disease（＝慢性閉塞性肺疾患）の4つの頭文字を取って〝COPD〟という名が付けられました。日本呼吸器学会が「COPD診断と治療のためのガイドライン」を発表したのは、1999年のこと。

これに定められている診断基準が、前項の〝一秒率〟と〝非可逆性〟なのです。それまで慢性気管支肺炎や肺気腫と呼ばれてきた疾患も、このCOPDに含まれるようになりましたが、肺の目詰まり具合のバロメーターともいえる一秒率が基準になっている通り、慢性の閉塞性の肺疾患の総称ということになります。

ところで、日本でCOPDという疾患の概念が導入されたちょうどこの年、WHOにより通称「メタボ」、メタボリック・シンドローム（症候群）が提唱されました。日本で、このメタボリック・シンドロームの診断基準が採用されたのは、2005年のことです。

つまり、COPDはメタボよりも古い概念ということになります。

にもかかわらず、メタボのほうは、人々の暮らしにすっかり浸透している感じがありますよね。

GOLD日本委員会が2020年12月に実施したCOPD認知度調査では、「CO

PDという病気を知っていますか？」という質問に対して「どんな病気かよく知っている」または「名前は聞いたことがある」と答えた人は、約4人に1人（28％）でした。

約80％の認知度をもつメタボとは大きな違いです。

COPDのことを「肺の生活習慣病」などと呼ぶ人もいますが、知名度の点ではやはり遅れをとってしまっているのが残念です。

みなさんにCOPDを知ってもらえるようにするにはどうしたらよいだろうか……呼吸器内科医としては、大きな課題を与えられているような気がしています。

だって、そうでしょう？

メタボくらいよく知られていれば、もっと肺機能検査を受ける人も増えるでしょうし、肺のことをもっと気にかけてもらえるようになるのではないでしょうか。

前に、COPDは日本人男性の死因の第8位と書きましたが、WHOの調査では2019年の世界の死因の第3位にランクインしています。

あまりうれしいランキングではありませんが、そのくらい一般的な病気であり、死亡者数が増えている病気でもあるのです。

自分の煙も人の煙も……タバコは肺からシャットアウト！

繰り返し述べている通り、息切れはCOPDを知らせる注意信号になっている場合がよくあります。

COPDの最初の症状としては、咳や痰が出るくらいで、なかなか病気とは認識されにくいのが現状です。

タバコを吸う人にとって咳と痰は出て当たり前のことですから。

しかし、肺の機能の低下とともに、階段をちょっと上がっただけで息切れがするようになります。

これが、COPDのサインと考えるとよいかもしれません。

階段で息切れがしていたのが、だんだん平らな道を歩いても息が切れるようになり、さらには、トイレに行くだけでも息切れがする、というように肺機能の低下が進むと、酸素吸入器が必要なほどになってきます。

そして、最終的には着替えるだけ、話すだけでも息切れがする、という症状まで進んでしまいます。

こうなると、日常生活を送るのにはかなりの困難を伴うことになります。

こうした症状を引き起こすCOPDの最大の原因は、タバコです。

COPDの患者さんの多くが喫煙経験者です。

現在も喫煙している人はもとより、たとえ何年も前に禁煙をしたという人でも、同じようにCOPDのリスクは高いのです。

というのも、長年タバコによって与え続けられてきた肺のダメージを修復するのは不可能なこと。

そのために、現在は喫煙していなくてもダメージはそのまま残っていて、COPD発症のリスクは避けられないのです。

そんなふうにいうと、

「私はタバコなんて吸ったことないから大丈夫！　COPDなんか関係ないよ」

と安心する人もいるでしょう。

でも、ちょっと待って！

COPDを起こすのは、タバコを吸っている人だけではありません。

受動喫煙も非常に危険です。

自分では吸っていなくても、人が吸っているタバコの煙（副流煙）を吸い込むだけでも、肺はダメージを受けてしまいます。

身近に喫煙者がいるなど副流煙を吸い込みやすい環境にいる場合は注意が必要です。

ご家族のために寒くてもベランダで喫煙されている方は、吸い終わってもすぐに室内に入らずに、肺内のタバコ煙が出きってしまうまで我慢です。

喫煙後もしばらくの時間、肺からタバコ煙が排出され続けていることがわかっています。

ちょっと余談になりますが、私はコンビニに入るとき、入り口までまっすぐ最短距離で入るようにしています。

もし店の前を横切らないと入り口にアクセスできないような場合は、入り口に到達するまで、息を止めています。

別に、変な人のふりをするつもりはありません。

コンビニの店先にはたいてい灰皿があり、そこで喫煙している人がいるからです。タバコの煙をいかに肺に入れないか。

自分の肺内環境を守るための、私なりの作戦なのです。

ところで、タバコの煙とはほとんど無縁の生活をしていても、ＣＯＰＤを発症することは珍しくありません。

肺内環境を悪化させ、ＣＯＰＤを引き起こす原因は、私たちの周りにはタバコ以外にもたくさんあります。

大気汚染や排気ガス、化学物質、細菌、ウイルス、粉塵《ふんじん》、花粉……等々、さまざまですが、それについては次の章でもお話しします。

すべての病気は肺から始まる

ＣＯＰＤになると肺機能がどんどん低下して、最終的には日常生活が困難になることもあります。

息が苦しくなると、だんだん身体を動かすのがツラくなって運動量が減少し、体力や筋力がダウン。

すると、さらに息切れが悪化して……と、悪循環に陥ることになってしまいます。

ＣＯＰＤをほうっておくと、例えば風邪などをきっかけに、症状が急に悪化することがあります。

これを増悪といいますが、このような増悪を繰り返しながら、ＣＯＰＤは重症化していきます。

このCOPDだけでも深刻な病気といえますが、さらに厄介なのは、これにかかると、さまざまな合併症を起こしやすいということです。

COPDにかかっていると肺がんになりやすく、肺炎が重症化しやすいのが特徴です。

昨年来の新型コロナウイルス感染症で、急に重症化した患者さんたちの中にも、この疾患を患っていた方が少なからずいたであろうことは、想像に難《かた》くないでしょう。

COPDは、肺や気管支だけではなくて、全身にも影響を与えると考えられています。

全身に炎症を波及させるため、栄養障害から脂肪量の減少や、体重減少、骨がもろくなる骨粗しょう症を合併したり、筋力が落ちてきてサルコペニアなども起こしたりします。

また、COPDがあると、心筋梗塞《しんきんこうそく》や脳梗塞、不整脈、糖尿病、メタボリック・シンドローム、胃潰瘍《いかいよう》などさまざまな病気を発症する危険性があり、COPD以外の病気が直接的な死因となることも多いのです。

不安や抑うつ、認知症など精神症状とのかかわりについても聞かれるようになっています。

ＣＯＰＤの重症化やさまざまな病気との合併などで取り返しのつかないことにならないように、今からでも肺をもっと大切にしましょう。

それが、あなたの健康寿命を延ばすことにもつながるのですから……。

ＣＯＰＤの治療は禁煙から

肺が目詰まり状態になって、呼吸の機能が落ちるのがＣＯＰＤですが、原因はタバコの煙などの有害物質によって炎症が起きることにあることはおわかりいただけたと思います。

炎症を繰り返すうちに気管支の壁が分厚くなり、内腔が狭くなって空気の通りが悪くなる慢性気管支炎、また、炎症が進んで気管支の先端にある肺胞の壁が壊れ、空気が出にくくなる肺気腫、どちらもＣＯＰＤに含まれる代表的な疾患です。

さらに、この両方が混ざった症状のある患者さんもいます。

ＣＯＰＤの診断を受けたら、喫煙者であれば、一にも二にも治療の第一歩は禁煙することです。

そのうえで、気管支を広げて、少しでも空気の通りをよくします。

そのためには、吸入薬を使用することが、治療の中心になります。

吸入薬は、主に狭くなった気管支を広げる気管支拡張薬を直接吸入することで、呼吸がラクにできるようにします。

さらに、COPDの増悪を予防するために、炎症を抑えるステロイド薬を吸入してもらうこともあります。

ただし、COPDを根本的に治す薬というものはありません。

苦しい症状を軽減し、増悪を予防し、肺機能低下のスピードを抑えることが主な目的になります。

病気が進行すると、だんだん身体を動かすことがツラくなり、動かなくなってきます。

そうなると筋力や持久力が低下して、さらに息切れがひどくなり、ますます動かなくなるという悪循環に。病気を進行させないためにも、少しずつでも歩いたり、軽い運動をしたりするようにしたいものです。

また、肺が弱っている、という自覚をもつことで、起こりうるリスクを予防することです。

例えばインフルエンザにかかって肺炎になれば、命にかかわることもあります。インフルエンザや肺炎球菌のワクチンを接種すると、ＣＯＰＤの増悪を防いで死亡率が低下することがわかっています。

自分の肺は自分で積極的に守らないといけません。

隠れCOPDを発見する

タバコがやめられない、よく息切れするようになった、咳が止まらない……もしかしたらＣＯＰＤかも、と思ったあなた。ちょっとでも気になる症状があるなら、一度医療機関を受診することをお勧めします。

自分の肺は、きれいでダメージなどないのか。あるいは、少々傷んできているか。知らないうちにＣＯＰＤが進行していないか。

特に問題はなかったとしても、自分の肺年齢を知っておくのもよいのではないでしょうか。

肺機能検査は、人間ドックなどの健康診断でオプションとして比較的安価につけられます。

次にご紹介する質問「COPD―Q」は、COPDのスクリーニングのためによく使われています。

設問の答えのうち、該当するものの□に✓を入れます。そこに付されている点数を合計するだけです。

満点が10点。4点以上であれば、COPDである可能性が高くなります。

【COPD―Q】

1　現在の年齢は？

□40～49歳　0点　□50～59歳　1点　□60～69歳　2点　□70歳以上　3点

2　風邪をひいていないのに、痰が絡んで咳をすることがありますか？

□いつも　1点　□ほとんどいつも　1点　□ときどき　1点　□まれに　0点

□ほとんどない　0点

3 走ったり、重い荷物を運んだりしたとき、同年代の人と比べて息切れしやすいほうですか？
□はい　1点　　　□いいえ　0点

4 この1年間で、走ったり、重い荷物を運んだりしたとき、ゼイゼイ、ヒューヒューを感じることがありましたか？
□いつも　2点　□ほとんどいつも　1点　□ときどき　0点　□まれに　0点
□ほとんどない　0点

5 これまで、タバコをどれくらい吸いましたか？（　）に数字を記入し、次の計算をしてください。
1日の平均本数（　　）× 喫煙年数（　　）＝ 合計（　　）
合計は、次のうちのどれですか？
□吸わない　0点　□1～399　1点　□400～999　2点
□1000以上　3点

※各質問の点数を足して、総合点を計算します。
①の点数（　）＋②の点数（　）＋③の点数（　）＋④の点数（　）＋⑤の点数（　）＝　総合点（　）

※COPD—Qは鹿児島大学呼吸器内科の先生が日本人向けにつくった大変簡便でわかりやすい質問表です。総合点が4点以上なら、まずは肺機能検査を受けるとよいでしょう。

2章

「肺」という名のアンサング・ヒーロー《縁の下の力持ち》

守ってあげたい！

肺の働きといえば、みなさんご存じの通り、換気によって取り込んだ酸素と、体内で不要となった二酸化炭素を交換すること。これを外呼吸といいます。吸い込まれた酸素は気管から気管支を通って、その先端部分、肺の中にある袋状の肺胞に到達。

この肺胞を覆っている毛細血管によって、ガス交換が行われているのです。新しく取り込まれた酸素は、血液中の赤血球にくっついて全身に運ばれ、体内の各部分で不要になった二酸化炭素は肺に戻ってきて、肺から外へと排出されます。

肺の働きは、たったこれだけです。

それなのに、こんな肺の機能が低下すると、あちこちで支障をきたし、ひどい場合は命にかかわる大惨事を引き起こすという重責を担っているわけですね。

もちろん、肺からの酸素の供給がストップすれば、血液が回らない。筋肉も動かない。脳細胞も働かなくなる……とてもシンプルな臓器だけれど、重要な働きを休むことなく行っているのが肺なのです。

どうです、とても健気《けなげ》じゃありませんか？

ところで、肺は空気を吸い込んでふくらみ、肺の中の空気を出すために縮んでいる。そんなふうに思い込んでいる人も多いのではないかと思います。

実は、これはちょっと違います。

確かに、肺は呼吸のために伸縮を繰り返していますが、自分で広がったり縮んだりしているのではなく、正確には、広がったり縮んだりさせられているのです。

というのも、肺という臓器の中には、肺の外の気管からつながっている気管支のほかは、肺胞と血管、それに空気だけ。肺を動かすための筋肉はないのです。

筋肉のスペースを取るよりも、肺胞を増やすことで肺の機能をアップするため、筋肉や余分なものは、進化の過程でそぎ落とされたのでしょうか。

とても高度な業務特化型の臓器といえるかもしれませんね。

にもかかわらず、自分の不注意や無関心のために肺にダメージを与え、ＣＯＰＤなどで自ら肺胞を壊し、減らしてしまうようなことがあったとしたら……。

それは、本当にバカバカしいことですよね。

ここで肺の伸縮の話に戻りますが、筋肉をもたない肺が、どうやって呼吸を行っているのか。

それは、横隔膜《おうかくまく》や肋間筋《ろっかんきん》（肋骨と肋骨の間の筋肉）などの呼吸筋が動くことで、胸郭内の体積を増減させて呼吸を行っているのです。

息を吸うときは、肋間筋の働きで肋骨を引き上げて胸郭を広げるとともに、横隔膜は収縮することにより足方向に下がり、胸郭の中が広がります。

これに引っ張られて肺も広がり、空気が入ってきます。

一方、息を吐くときは、肋間筋の働きで肋骨が引き下がり、横隔膜は弛緩《しかん》することにより頭方向にドーム状に上がることで、胸郭内の体積が減少します。

これに押されるように肺も縮んで、中の空気が外へ押し出されます。これが呼吸です。

このように肺は自分で動いているわけではなく、呼吸筋によってふくらんだり縮んだりさせられているのです。

同じように動く臓器として心臓と胃腸がありますが、心筋という筋肉をもっている心臓、平滑筋という筋肉をもっている胃や腸と、肺は動くメカニズムがまったく異なります。

肺は高度な業務特化型の臓器

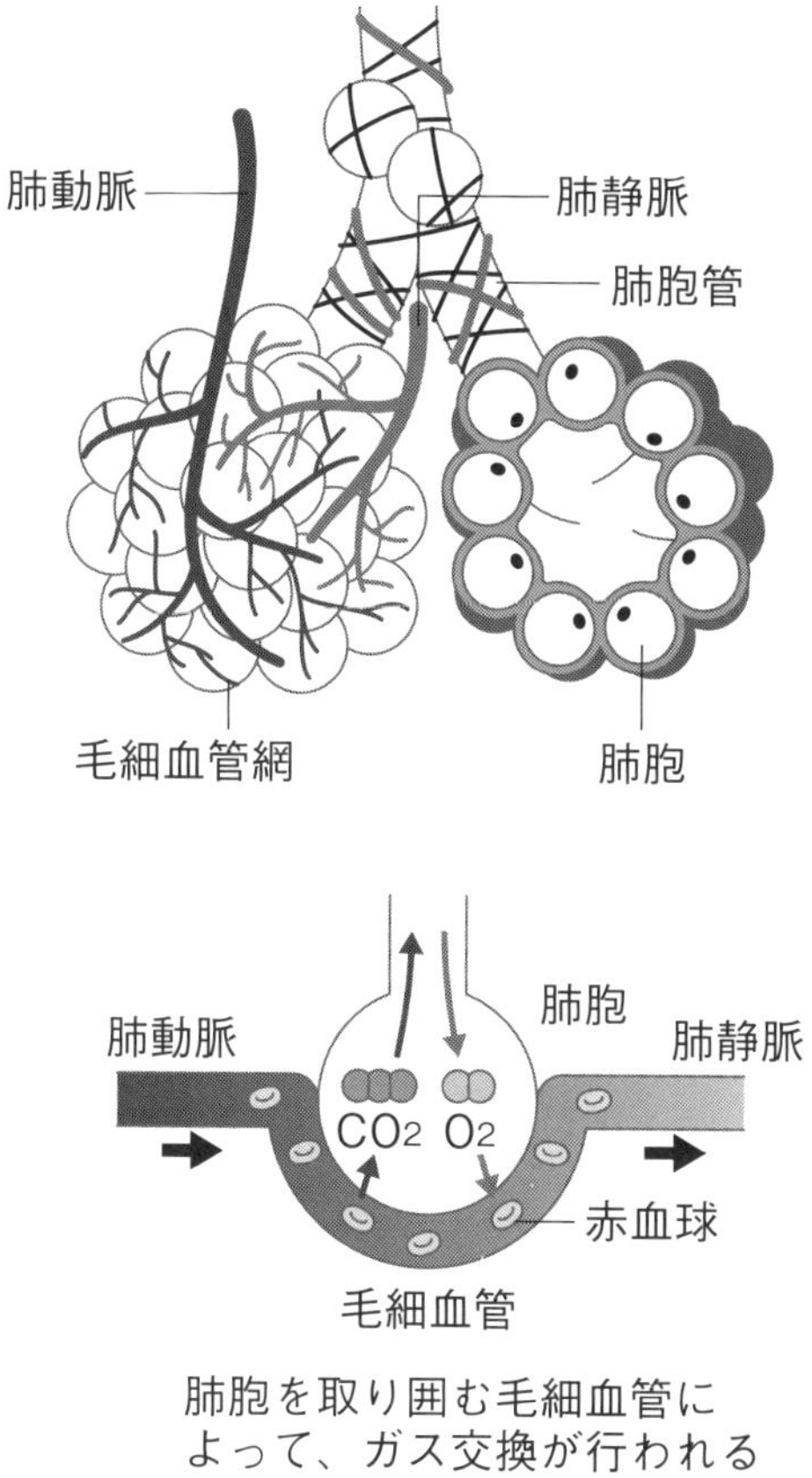

肺胞を取り囲む毛細血管に
よって、ガス交換が行われる

図B　肺の仕組みと働き

肺は自分で広がったり縮んだりしない！

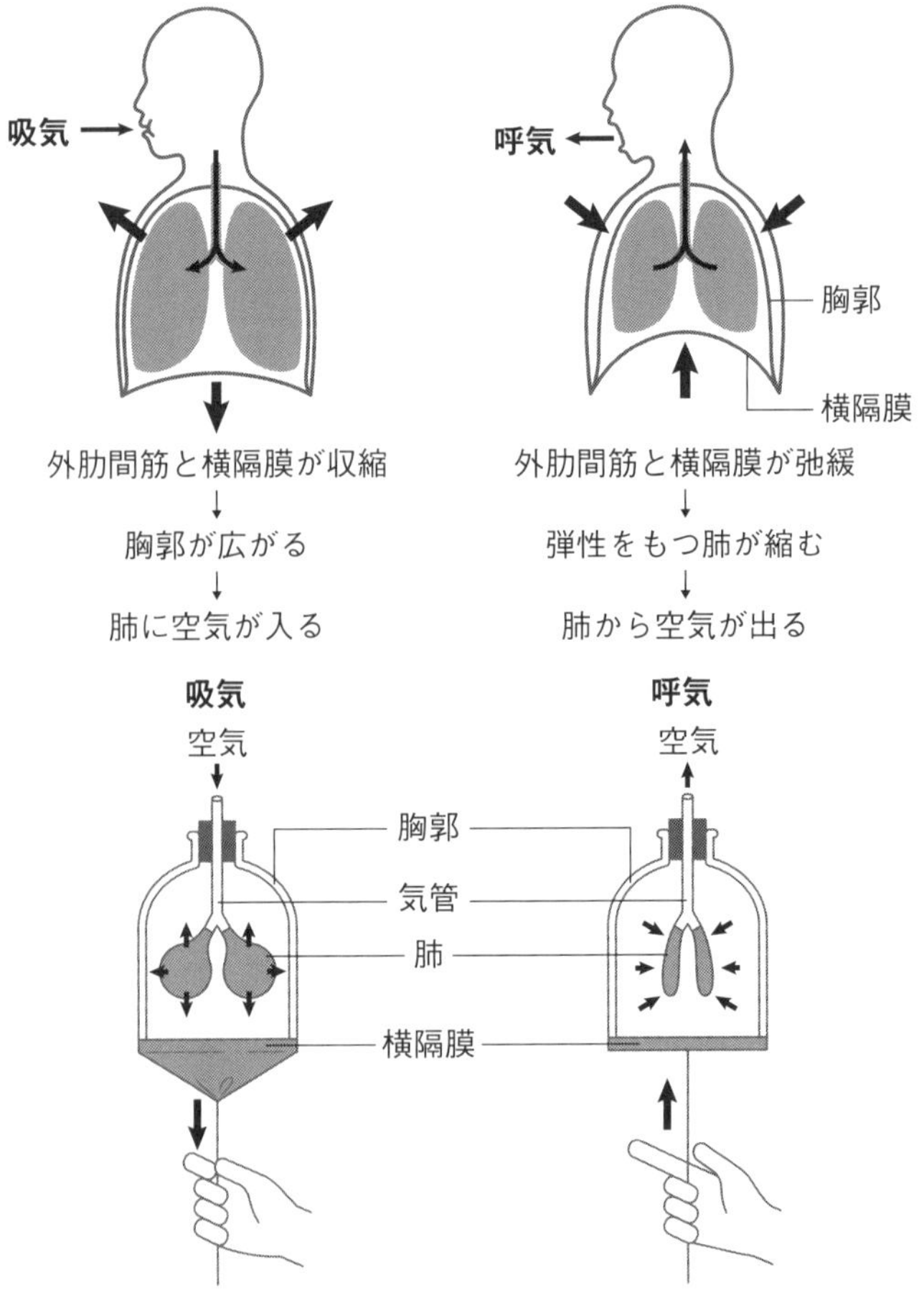

図C　呼吸のメカニズム

肋骨などに囲まれるようにガードされながら、呼吸筋に動かされている。肺はきわめて受動的な臓器なのです。

これを知ってしまったら、自分の肺をちゃんと守ってあげたい……そう思いませんか。

ダイレクトだから、外敵に狙われる

あまり関心をもってもらえないけれど、肺はとても傷つきやすく、しかも修復不可能な臓器だということは、なんとなくでもおわかりいただけているでしょうか。

そんなデリケートな肺なのに、外界と直接接している、という大きな特徴があります。

それはつまり、いつも危険と隣り合わせ、ということでもあるのです。

ひとつ間違えれば、空気と一緒に何を吸い込んでしまうかもわからないのですから。

同じように大事な臓器なのに、例えば心臓がむき出しになって外部にさらされている、などということは、まず考えられませんよね。

肺はどちらかというと、小腸に似ているかもしれません。

小腸の粘膜は、栄養吸収のために、すぐ下に血管があります。

なんといっても、口、食道、胃などを通って直接外部とつながっています。

ただ、小腸の場合は、外から入ってきた食べものが途中で消化され、胃酸などと混ざって細菌などが退治されてから腸に到達するわけです。

肺にも、侵入してきた有害物質などの外敵を排除するために、気道の内側の線毛や肺胞マクロファージなどの防衛システムは備わっています。

これらは、異物などの外敵を痰として肺から排除するために闘っていますが、なんといっても、肺は外界からダイレクト。

外敵は肺に侵入したら、すぐに肺胞の血管と直面することになり、悪影響を及ぼしやすいのです。

身体の外には有毒なものがいっぱいです。

まだ知られていない有害物質だって、たくさんあるはずです。

そんなものが、いつ間違って肺の中まで侵入してくるかもわからない。

やはり、自分の肺内環境は、自分で守るしかないのです。

肺の防御システムが出動するまでもないように、まずは身体に有害なものは、体内に入れないことが大切です。

本来、大気中の酸素、チッ素、二酸化炭素、それに水蒸気以外は、肺には必要のないもの。それ以外は、いわば不純物です。

特に有害なのは、二酸化硫黄《いおう》などの硫黄酸化物、二酸化チッ素、トルエン、キシレン、酢酸エチル……その他さまざまな有害物質、汚染物質が存在します。

もちろん、COPDなどの原因になるタバコの煙、ホコリ、花粉、PM2・5、PM10、粉塵、アレルゲン、細菌、ウイルスをはじめ危険因子は数えきれません。

みなさんは何かを食べるとき、それが何で作られていて、添加物や保存料が入っていないか、産地はどこか、賞味期限はどうか等々、いろいろなことを気にしますよね。

口に入れるものは気にするけれど、自分が吸い込んでいる空気がどうなっているかを気にする人はあまりいないのでは？

体内で悪さをするのは、肺への侵入物も同様です。

近頃では、腸内環境に気を配る人が増えています。

できれば、肺内環境も気にしてほしいものです。

タバコと違って、大気を吸わないようにすることはできません。

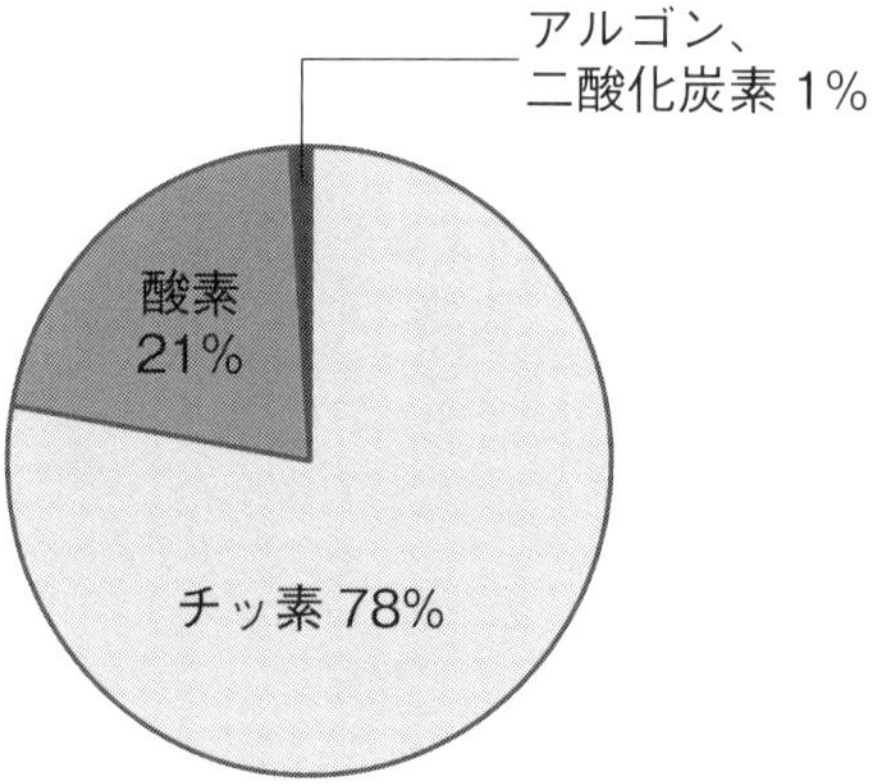

図D　空気の内訳

でも、今の場所、時間帯での大気はどうなっているのか、ときどき気にかけることはできます。

たとえば、雨雲だけでなく、毎日のＰＭ２・５予測や黄砂の飛来情報などをチェックするのもよいでしょう。

少なくとも、車の往来の多い幹線道路沿いをずっとジョギングするような習慣は避けたほうがよいでしょう。

私は車を運転をするときには、他車の排気ガスを吸わないように窓を開けず、エアコンは外気が入らない室内循環の設定にしています。

また、自宅は山が近い郊外にあるので、幸いなことに、窓を開けても排気ガスは入ってきません。

さらに、燃やすものによっては有害なガスを発生する恐れのある、たき火も要注意。囲炉裏《いろり》や暖炉なども雰囲気はとてもよいのですが、同様の理由で気をつけたいですね。

一度壊れたら二度と戻らない……

肺というのは受け身の臓器であり、外と直接つながっていて危なっかしいうえに、もうひとつの大きな特徴が、壊れたら再生できないということです。

タバコや大気汚染などの有害物質に肺が長時間さらされると、気管支や肺胞が炎症を起こします。

炎症はなんとか修復されますが、これを何度も繰り返すうちに肺はどんどん傷ついていきます。

そのため肺胞や気管支は構造変化を起こし、元に戻らなくなってしまいます。

気管支は炎症や線維化で痰が詰まって内腔が狭くなり、肺胞と肺胞の間の壁が壊れて袋が融合したりします。

こうなってしまったら、もう再生は不可能です。

肺は、たとえ目詰まりした排水溝のように機能が低下しようと、老化でガタがきてしまっていようと、一度の人生で、たった1個（対）だけ。だから、壊れても替えがきかないのです。

もっとも実際は、肺は左右に1個ずつで2個あるわけですが、1個だけになると相当機能が下がりますし、特に右の肺は唯一無二。左の肺だけでは生きてはいけないのです。

また、肺は移植が難しく、人工肺というものもまだありません。

いかがですか？　あなたのその肺が、どれだけ大事なものかわかっていただけたのではないでしょうか。

20代から40代くらいまでの健康な非喫煙者の肺をＣＴで撮ると、気管支や肺動脈、肺静脈が流れるように整然と枝分かれしていて、きれいなものです。

ところが、60歳を超えた頃から肺にはいろいろな傷がつきます。

これは陳旧性《ちんきゅうせい》炎症といって異常所見ではありませんが、さまざまな傷跡が年齢とともに多くなり、とても整然とも、きれいともいえない肺の持ち主がほとんどになります。

誰でも老化は避けようがありませんが、それでも、肺をできるだけ傷つけない生活を送っていれば、肺のアンチエイジングは可能です。

きれいな肺を少しでも長くもたせてください。

肺の天敵ブラックリスト?!

肺にダメージを与えるものの代表は、なんといってもタバコの煙です。

COPDやぜん息など肺の病気の多くを引き起こしている、いちばんの原因はタバコといえるでしょう。

それればかりか、肺だけでなく全身で起きているたくさんの病気の原因となっていることも、みなさん、よくおわかりだと思います。

タバコの煙には、ニコチンやタール、チッ素化合物をはじめとする4500種類以上もの化合物が含まれているといわれています。

タバコは、喫煙者が直接吸い込んでいる煙以上に、「副流煙」と呼ばれる煙、すなわちタバコが燃えている部分から漂ってくる煙のほうが、有害物質を多く含んでいます。

いくら健康を気にして禁煙をしたとしても、周囲の誰かが吸っているタバコの煙と縁を切らない限りは、肺がダメージを受けるリスクは避けられないのです。

また、空気中に人工的に排出されている汚染物質も、気づかずに吸い込んでいると肺に害を与えることになります。

大気汚染物質は、粒子の大きさによってＰＭ10とＰＭ２・５に分けられます。これらを吸い込んでしまった場合、ＰＭ10でも気管まで、極小のＰＭ２・５だと肺胞まで到達してしまうのです。

ちなみにＰＭ２・５だと粒子が小さすぎるため、マスクをしてもほとんど侵入を防ぐ効果は期待できないようです。

大気中のＰＭ２・５濃度が高いほど、虚血性心疾患やＣＯＰＤ、肺がん、下気道感染症などを発症するリスクが高まります。

現在でも、世界の人口の90％が大気汚染の影響を受けていて、年間７００万人が大気汚染関連の病気で死亡していると考えられています。

また、ＰＭ２・５は２０１５年の死亡リスク因子の第５位（１～４位は、高血圧、喫煙、高血糖、高コレステロール）であり、世界で約４２０万人、日本では約６万人がＰＭ２・５により死亡したと推定されています。

マスクの有効性と限界

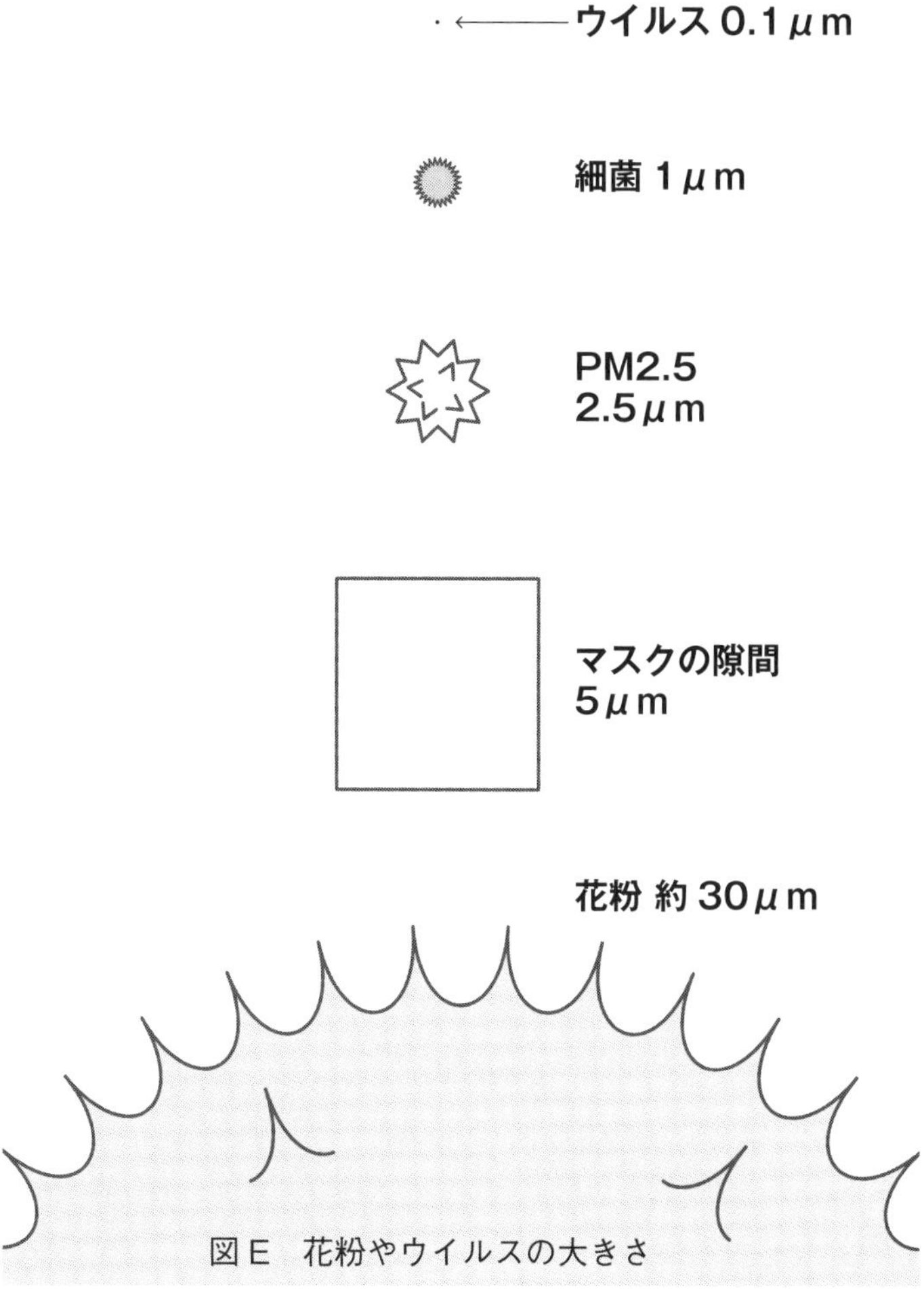

図E　花粉やウイルスの大きさ

先にも少し書きましたが、口に入れるものは気にしても、今、自分がどんな空気を呼吸しているかを気にする人はあまりいませんね。

あなたは4500種類以上もの化合物が入った水を飲みたいですか？

「そんなのまっぴら！」というなら、同じように汚染された空気も吸い込まないようにしなければなりません。

太古の昔から、水と空気はタダでしたが、ミネラルウォーターなどきれいな水が有料となったように、近い将来、きれいな空気が有料になる時代がやってくるのではないでしょうか。

鍛えられない肺を周囲がもり立てる？

「毎日ジョギングをしているから、肺も鍛えられているはず」

「スポーツをやっているから、肺は元気だと思うけど……」

確かに、スポーツをしている人なら、肺活量が多くなることもあるでしょうし、肺をスミズミまで十分に活用することができるかもしれません。

ただし、肺そのものが鍛えられているかというと、それは違います。

先に書いた通り、肺は極めて受動的な臓器で、周りの筋肉によって動かされています。

いくら筋肉を鍛えようとも、肺そのものが丈夫になるわけでも、肺につけられたキズが癒されるわけでもありません。

一度壊れた肺はどうにもならないのです。

ただし、呼吸筋を鍛えて活性化させることは、肺をうまく使えることにもつながります。

例えば腹式呼吸を行って横隔膜を鍛えることは、肺を十分に広げるトレーニングになります。

腹式呼吸と比べて胸式呼吸では、肺がうまく広がらないために、空気をいっぱい吸ったり吐いたりすることができません。

ＣＯＰＤが進んだ患者さんにも、軽く身体を動かすことに加えて、この呼吸トレーニングをお勧めしています。

たとえ息切れがしていても、呼吸トレーニングというか、呼吸リハビリは必要です。

腹式呼吸ともうひとつ、呼吸の効率が低下している人には口すぼめ呼吸という呼吸法があります。
鼻から息を吸ってから、口をすぼめて長く息を吐き出します。口をすぼめて吐くことで、気管支の内側に圧力がかかって開くため、効率よく息が吐き出せます。

口すぼめ呼吸法

1 鼻からゆっくり息を吸う。
2 口笛を吹くように口からゆっくりと息を吐き出す。吸うときの倍の時間をかけて吐くこと。口の前にあるロウソクの火を消さないようにそっと息を吐くイメージ。

腹式呼吸リハビリ

1 仰向けに寝て、ヒザを曲げて立てる。手を胸とお腹《なか》に置く。
2 鼻からゆっくり息を吸い込み、お腹がふくらむのを手で確認する。
3 口をすぼめ、お腹をへこませながら、ゆっくりと息を口から吐き出す。

役立つ呼吸トレーニング法

口すぼめ呼吸

①鼻から息を
吸います。

②口笛を吹くように、
口からゆっくり
と息を吐き出しま
す。

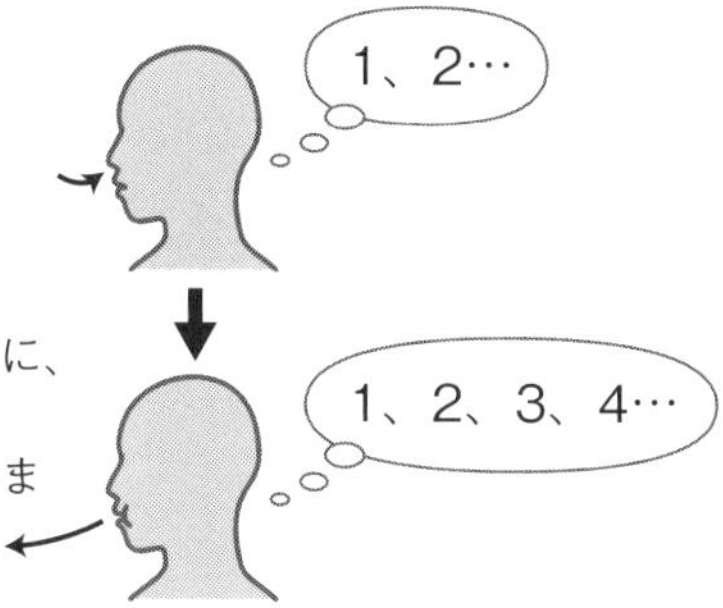

腹式呼吸

①仰向けに寝た状態で軽く膝を立てます。右手を胸に、左手をお腹に置きます。

②鼻から息を吸い込み、お腹がふくらんで左手が上がるのを確認します。

③お腹の力を抜いて、ゆっくりと息を吐きましょう。左手は下がっていきます。

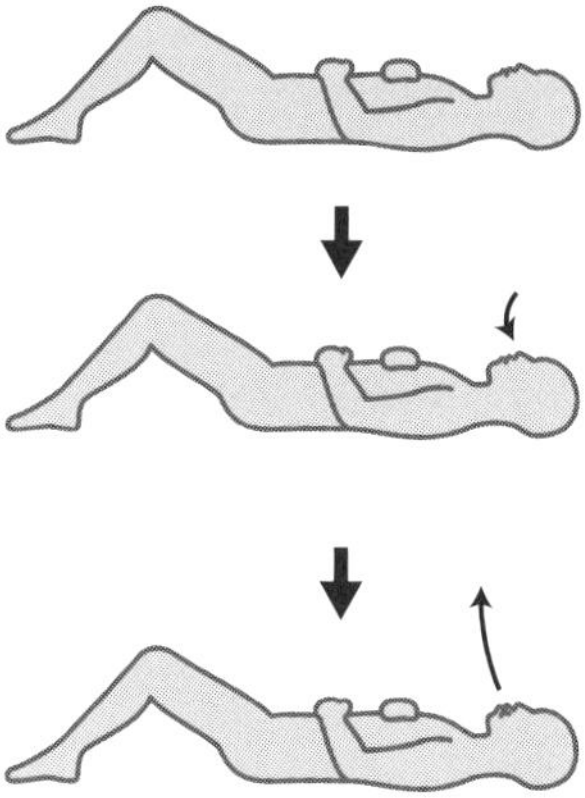

図F　口すぼめ呼吸と腹式呼吸

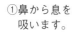

腹式呼吸では、横隔膜の上げ下げが大きなポイントになっています。

ところが、ＣＯＰＤが進行した患者さんの場合、気管支が目詰まりをして息をうまく吐き出せないため肺が膨張しきったままとなり、主要な働きをするべき横隔膜の動くスペースがなくなります。

呼吸をしてもしていなくても、横隔膜は働けず肺は動かない。

そのため、肺を動かそうと横隔膜以外の筋肉が活発にバックアップを始めます。

横隔膜の代わりとして、周りにある呼吸補助筋が、なんとか胸郭《きょうかく》を動かして肺に呼吸させようと頑張るわけです。


数年前からＣＯＰＤと診断されている**Ｃさん**にも、このような症状が見られました。

各種吸入薬で治療を受けていますが、数か月前から息切れがひどくなり、入浴や着替えをしたり、診察時に会話をしたりするだけでも、呼吸が速くなり苦しそうな様子。

息を吐くときには、口をすぼめています。

鎖骨《さこつ》のところの胸鎖乳突筋《きょうさにゅうとつきん》が極端に肥大をしているところからも、横隔膜がちゃんと機能していないことが見てとれました。

本人と相談し、在宅酸素療法と腹式呼吸を主とした呼吸リハビリテーションを導入することになりました。

例えば、重症呼吸不全などのため、人工呼吸器で管理されている患者さんの自発呼吸を完全に止めて器械による呼吸だけにすると、横隔膜の筋線維は2～3日で委縮してしまいます。

横隔膜の筋力が低下し、呼吸筋としての機能を果たせなくなるため、人工呼吸器から離脱するのが大変難しくなります。

それだけ横隔膜は呼吸する上で不可欠な筋肉なのです。

病状が進んで、呼吸筋の中でも主要な働きをする横隔膜が十分に動かなくなると、肺は過剰に膨張。

肋間が開いて胸郭が盛り上がり、横隔膜の代わりに胸鎖乳突筋や首すじの筋肉が懸命に働いて肺を動かし、何とか呼吸を継続しようとするのです。

呼吸筋の肥大は、そんな働きの結果ともいえます。

肺をみんなで動かそうとしている様子に、なんだか切なさを覚えてしまうのは私だけ？

3章　長生きするために微生物から肺を守る

隠れCOPDは感染で重症化する

最近、インフルエンザの疑いで受診された70歳代のDさんのケースです。

20歳の頃から、1日10本の喫煙を続けていましたが、2年ほど前から咳と痰が増えていました。

にもかかわらず、単なるタバコのせいと思い、仕方がないとあきらめて気にもしていなかったようです。

数日前からは、37度台の微熱、鼻水、咳がありましたが、今日になって38・8度の発熱、食欲不振、倦怠感、ヒューヒューというぜん鳴《めい》を伴う呼吸困難があり、クリニックを受診されたのです。

SpO2（酸素飽和度）は90%、ぜん鳴が聴き取れましたが、胸部レントゲンでは明らかな異常はなし。

インフルエンザの迅速検査は陽性、胸部CTにより上部に気腫性変化、気管支壁の肥《ひ》厚《こう》が認められたため病院に緊急搬送、即日入院となりました。

Dさん本人にはまるで自覚がなく、これまで診断を受けていませんでしたが、COPDに罹患《りかん》していました。いわゆる隠れCOPDでした。

今回は、もともとあったCOPDがインフルエンザをきっかけに重症化してしまい、入院が必要になったというケース。

最悪の場合、命にかかわるようなことになっても不思議はなかったのです。

健康な肺であれば、インフルエンザにかかっても入院が必要な事態になることはほとんどありませんが、もともと肺に病気がある場合は状況が違ってきます。

インフルエンザに限らず、さまざまなウイルスや細菌、真菌《しんきん》などの病原体の感染により、一挙に重症化しやすいのです。

こんなリスクを避けるためにも、隠れCOPDを減らしたい。もっと前に診断ができていれば、このような重症化は防げたはずです。

そういう意味でも、ひとりでも多く隠れCOPDを見つけてあげることが重要だと思っています。

もともとCOPDがある人は、インフルエンザや肺炎球菌ワクチンの接種を受けることで、死亡率が下がるというデータもあります。

また他の肺の病気についても同様です。

誤嚥《ごえん》しやすい人はふだんから食事に気をつけたり、歯の治療を受けておいたり、わかっていれば先手が打てることはいうまでもありません。

病気との闘いも先手必勝が欠かせないのです。

微生物が引き起こす肺炎が命取り?!

今からおよそ100年前、スペイン風邪が流行していた1918〜1919年には、肺炎は日本人の死亡原因の第1位でした。

その後、抗菌薬の開発などにより、肺炎による死亡数は急速に低下しましたが、1980年頃から再び増加しています。

2019年の厚生労働省人口動態統計によれば、肺炎による死亡は第5位、誤嚥性肺炎による死亡は第6位。

両方を合わせると、第3位に相当することになります。

肺炎は、主として細菌やウイルス、マイコプラズマなどの病原体に感染することで、肺が炎症を起こします。

ちなみに、スペイン風邪は〝風邪〟という通称がついていますが、インフルエンザウイルスが原因のインフルエンザの一種です。

肺炎の症状としてもっとも多いのは、発熱、咳、痰など。ただし、発熱がなくて咳、痰だけの人や、マイコプラズマでは咳だけという患者さんも少なくないようです。

また、肺膿瘍《はいのうよう》のように肺の組織に膿《うみ》がたまって固まってしまうと、痰があまり出ないこともあります。

肺炎は、突然の感染で発症するケースもありますが、特に、身体の免疫力が低下すると発症しやすくなります。

風邪やインフルエンザなどのウイルスに感染すると、細菌による肺炎を起こす危険が高まります。

例えば、インフルエンザにかかり肺炎を起こして亡くなったといっても、インフルエンザによるウイルス性肺炎になることは少なく、インフルエンザで免疫力が落ちたところに、肺炎球菌などの細菌に感染して亡くなるという患者さんが多いようです。

弱った肺を狙っている微生物もいろいろですから、ご用心を。

肺炎が日本人の死因の第5位と書きましたが、肺炎で亡くなるのにもいくつかのパ

肺炎と誤嚥性肺炎を合わせると死亡原因第３位

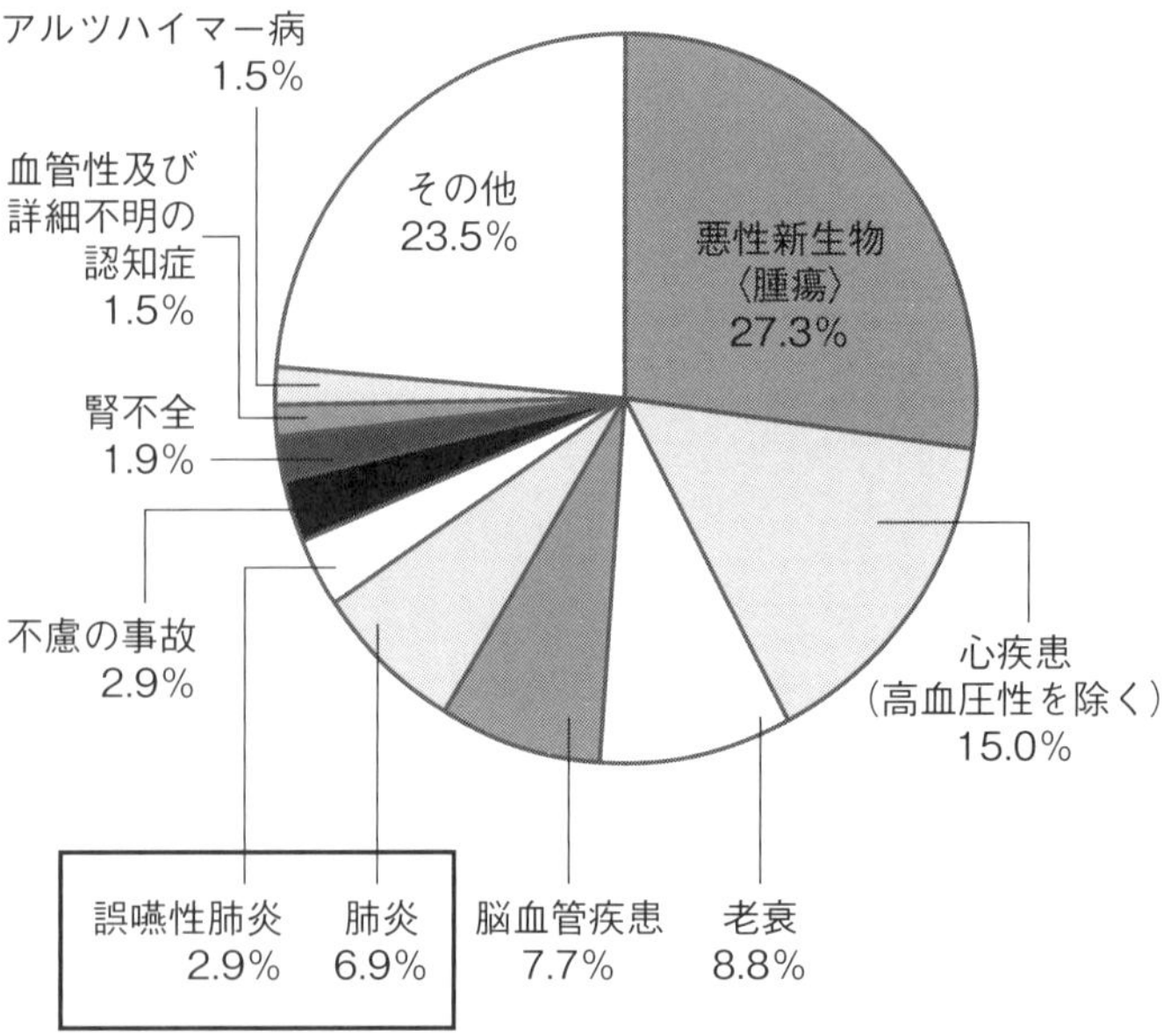

図Ｇ　日本人の主な死因の構成割合
（令和元年＜2019＞厚生労働省人口動態統計）

ターンがあります。

肺炎が重症化し、呼吸不全が進行して亡くなるケース。

人工呼吸器を使ったけれどダメだったとか、抗菌薬がきかなかったということもよくあります。

ウイルス性の肺炎の場合、ＡＲＤＳ（急性呼吸窮迫《きゅうはく》症候群）といって、両方の肺に水がたまったような肺水腫の状態で亡くなることもあります。

また、肺炎を起こした後、菌が血流にのって肺から全身にバラまかれる菌血症、敗血症などのショックで亡くなるケースも多いのです。

きれいな口内環境が肺を守る

死因のランキングではいわゆる肺炎とは一線を画されていますが、誤嚥性肺炎も非常になじみのある病名ではないでしょうか。

特に、高齢者になってくるほどに、いつなんどき自分が起こさないとも限らない、リスクの高い肺炎の一種といえます。

２０２０年10月、80歳で亡くなった作曲家の筒美京平さんも、死因は誤嚥性肺炎だったと聞いています。

ところで、誤嚥といってまず考えるのが、嚥下《えんげ》がうまくできずに食べものなどの異物が食道ではなく、気道のほうに入っていってしまうこと。

そんな認識があると思います。

それは、確かにその通りです。ただ、この誤って入ってしまった食べものなどが気管に詰まったり、肺の中で変化したりして悪さをしている……漠然と、そんなイメージをもっていないでしょうか。

こちらは誤解です。本来は食道に入るべき食べものや唾液などが、誤嚥によって肺まで入ってしまい、それらに混入した菌に感染して発症するのが誤嚥性肺炎です。

食べもののカスが気管などに詰まることは窒息という急変するような状態であり、誤嚥性肺炎とは区別します。

人の口の中には、一般に約５００〜７００種類の細菌がいて、少ない人でも１０００億個以上の細菌がいるといわれています。

特に、歯周病を患っていたり、日頃の口腔ケアがちゃんとできていなかったりして口内環境がよくないと、悪い作用をする菌が唾液の中にとてつもないくらい大量に混ざっていることが考えられます。

その極悪のツバが肺の中に入ってしまったら……想像するのも怖いですね。

どう考えても、肺のダメージは避けられないでしょう。これが、誤嚥性肺炎なのです。

万が一誤嚥をしたとしても、健康な人であれば、普通はむせてしまって、咳で異物を押し出すことができます。

ところが、高齢になるほどにむせることが少なくなってきます。

本来は、咳反射といって、気管に入ったものに反応して咳が出ますが、年齢とともに、この反応が鈍くなってくるようです。

そのために、唾液も異物も気道に流れていってしまうわけです。

むせる、というのは、いわば防御反応なのです。

特に寝たきり人の場合など、ほとんど咳も出ないことが少なくありません。

咳をする筋力も低下しているのでしょう。

寝たきりの人には、水分にとろみをつけて飲ませたり、飲食の際に上体を起こしたりするのは、気道のほうにスーッと流れていってしまわないようにするためです。

また、若い人でもアルコールを大量に飲んでいると、誤嚥しやすくなります。

きれいな口内環境が大事！

高齢者が誤嚥する仕組み

①喉頭を上げる筋力が低下し食道の入り口が広がらない

②気管のフタが閉まるタイミングが遅れ、飲食物が気管に流れ込んでしまう

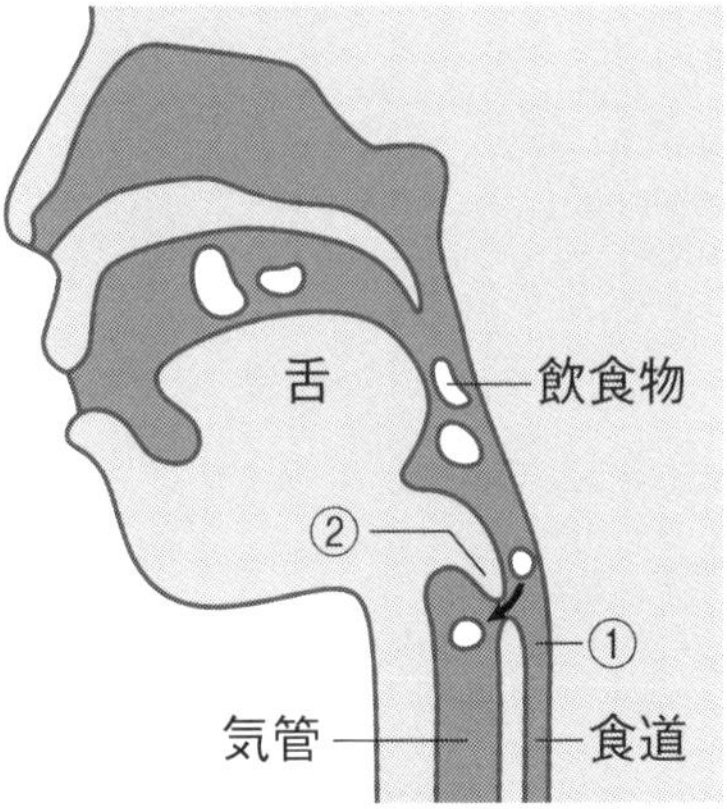

誤嚥による肺炎

大量の細菌を含む唾液が混ざった食べ物を誤嚥すると、肺の中で炎症を起こし、誤嚥性肺炎を発症します。

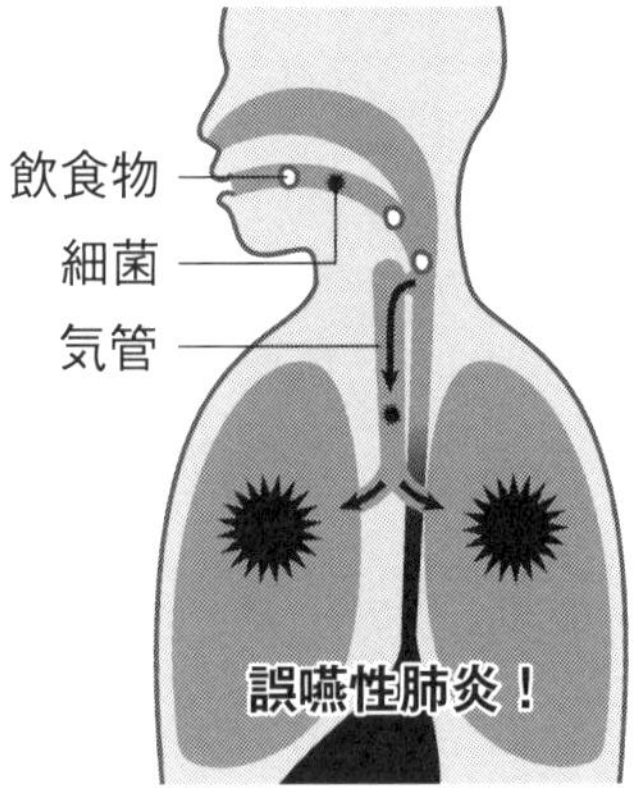

図H　高齢者の誤嚥の仕組み

酩酊することで、咳反射が鈍くなっているのでしょう。

それでも、口の中が清潔に保てていれば、重症化から逃れることもできるかもしれませんが……。

誤嚥性肺炎を防いで肺を守るためには、口内環境をよくしておくことが大切です。

歯周病がある人は、肺炎も重症化するといわれています。

肺膿瘍などができるくらいに重症な患者さんは、たいてい口内の状態もよくないことが多いようです。

虫歯も歯周病も早めに治療をしておくこと。

最近では、歯周病は万病のモトというのが常識になっています。

健康長寿のためにもきれいな口内、きれいな肺を守りましょう。

コロナはただの風邪ではない

2020年は、コロナに始まりコロナに終わった——そんな印象がぬぐえないほど新型コロナウイルス感染症は、私たちの生活を変えてしまいました。

外に出れば、マスクをしていない人はほとんど見かけませんし、店のレジ、銀行のATM、役所の窓口……並ぶときの足元にはソーシャルディスタンスの位置を示すマーク。

テレワークにオンラインミーティング、スポーツ観戦は声を出さず、コンサートや舞台もライブ配信と、さまざまなシーンで新しいスタイルが定着してきています。

それほど影響を与えているコロナも、もともとはよくある風邪のウイルスのひとつ。よくある風邪ではあるのですが、変異して強毒性をもったウイルスと言えます。

死亡者数を見ると、季節性インフルエンザも手ごわいといえば手ごわい。

インフルエンザウイルスに罹患すると合併することの多い下気道《かきどう》感染（気管支炎、肺炎など）について全世界の国と地域で調査した研究があります。

２０１７年における全世界のインフルエンザ下気道感染による死亡者数は人口10万人あたり１・９人でした。

国地域別解析では東ヨーロッパでは５・２人と最多であり、日本では５・１人でした。

日本での死亡率は東ヨーロッパとほぼ同じであり、欧米と比べかなり高いことが示されています。

ただ、コロナの怖さは、みなさんも十分身にしみているように、ほとんどの人が過去に罹患したことがなく、ワクチンも治療薬もないため、季節性インフルエンザよりも爆発的に流行し、重症化しやすく死亡率が高い感染症だというところ。

治療薬もいろいろ名前が挙がっていますが、２０２１年2月の時点ではどれも、人工呼吸器を使うような重症患者に使用し、死亡率を下げることが目的のようなものばかり。

たとえ陽性とわかっても、無症状の段階で使えるような薬はありません。開業医レベルで使えるような飲み薬も、ワクチンもない。

そういう意味でも、季節性インフルエンザより怖いと言えます。

結局インフルエンザだろうが、コロナだろうが、健康の基本の基本、身体の免疫力を上げて、ウイルスに対抗するということがもっとも有効なのかもしれません。

それに徹底した予防策。

三密を避けて、手洗い、マスク……これまでも、あたり前にいわれてきた風邪の予防法が見直されている形です。

南半球のオーストラリアでは、この対策のおかげか、コロナ禍の真冬にインフルエンザの患者が明らかに減ったというデータがあります。

正しく恐れて、まずはできることをやることがいちばんです。

微生物を防ぐワクチン大作戦

前に書いた通り、肺は外界とダイレクトにつながっています。

そのぶん、有害物質などだけでなく、さまざまな微生物が肺に侵入してくる危険とも隣り合わせなのです。

このような微生物は、ウイルス、細菌、抗酸菌（結核菌、非結核性抗酸菌）、真菌、寄生虫に大きく分類されます。

しかも、それぞれに多数の種類が存在しています。

風邪は、もっともありふれたウイルス感染症です。

ウイルスは、細菌よりも非常に小さく自分で細胞をもちません。

それで、他の細胞に入り込んで生息します。

ウイルスが人間の身体に侵入すると、その細胞の中で自分のコピーをつくらせ、細胞が破裂してウイルスが飛び出して他の細胞へ。

こうして増殖していくのです。

一方、細菌はひとつの細胞しかもたない単細胞生物です。

細胞は、栄養さえあれば自分と同じ細菌を複製して増殖していきます。

細菌には抗菌薬が効きますが、ウイルスには効きません。

ただし、抗菌薬が効かない、または効かなくなった細菌もあり、薬剤耐性菌と呼ばれています。

微生物の種類によって予防法、治療法は違ってきます。

私たちの身体を守るためには、その種類に応じた対策を講じる必要があります。

例えば、肺炎球菌性の肺炎なら肺炎球菌ワクチン、ウイルス性ならインフルエンザワクチンがあることはおわかりですね。

特に、ＣＯＰＤの患者さんには、この２種類のワクチンの接種をお勧めしています。

インフルエンザワクチンは毎年接種、肺炎球菌ワクチンは２種類あって、１種類は５年に１回、もう１種類は１回受ければＯＫ。

つまり、後者は一生に一度接種すればよい薬なのですね。

子どもが対象のワクチンには、麻疹《ましん》（はしか）、風疹《ふうしん》、それに肺結核のＢＣＧなどがあります。

そういえば、コロナ禍で「日本人の死亡が少ないのは、子どもの頃に受けたＢＣＧのおかげ」などという説もありますが、肯定する根拠も否定する根拠もまだ乏しく、まだ信頼できる説ではありません。

それでも、ＢＣＧ接種を希望する人が急増して、一時ＢＣＧ不足になったことも。本来、ＢＣＧは子どもが結核にならないようにするワクチンです。

これで子どもの結核が増加してしまったら、本末転倒です。

新型コロナウイルスに関する論文は、いろいろな医学雑誌から毎日のように発表されており、まさに日進月歩の様相を呈しています。

２０２０年12月、欧米で新型コロナウイルスワクチンの接種が始まりました。最先端の医学知識と技術を用いて、一年足らずで使用されるようになったこのワクチンに続き、各社が現在開発中のワクチンも今後実用化されていくことでしょう。

コロナ禍の先行きの見えない不安に一筋の光明が見えてきました。

今後、このワクチンの有効性が確認され、かつ問題となるような副反応がないことを期待しています。

そして、発展途上国を含め、世界中にワクチンを普及させることが必要です。

肺にカビを生えさせない?!

最近、受診にみえた患者さんの中に、エアコンの掃除をしていて、具合が悪くなったというケースがありました。

50歳代の女性**Eさん**ですが、ぜん息のような症状があって、激しく咳き込み、ゼーゼーというぜん鳴も認められました。

Eさんの場合、エアコンの中のカビを吸入してしまって、一種のアレルギー反応を起こしたのです。

症状はぜん息と区別がつかないのですが、精密検査の結果、アレルギー性気管支肺真菌症という病気であることが判明しました。

一般の家庭で使われているエアコンでも加湿器でも、こまめに手入れをしていないと、内部にカビ（真菌）が発生しやすくなります。

なんといっても、温度、湿度、エサ（汚れやホコリなど）の3拍子がそろっているところは、カビにとっては絶好の生息場所といえるのですから。

当然ながら、これらの器械から噴き出してくる空気には、内部にいるカビが混じっていることが想像されます。

カビの菌が飛散している空気を長時間吸い続けていると思うと、ゾッとしますね。カビ混じりの空気など気持ちがよくないだけでなく、長時間吸っていれば肺にも悪影響を起こしやすくなります。

カビが引き起こす疾患には、吸い込んだカビに肺が感染し、病巣をつくってしまう肺真菌症と、カビに対するアレルギー疾患の2パターンがあります。

たかがカビ、などと侮《あなど》っていると肺をひどく傷つけてしまいかねませんのでご用心。

カビに限らず、細菌でも、ウイルスでも、それが体内に入ってもほとんど影響を受けない人もいます。

アレルギー反応を起こさない人もいますし、菌に対して自分の免疫力でやっつけてしまう人も少なからずいることでしょう。

それでも、もともとCOPDや他の疾患を抱えていると、発症しやすくなるということがあります。

自分の身体のコンディションに注意し、ちょっとでも不安があれば、「年のせい」などと自己診断せず、医師の判断を仰ぐようにしてください。

4章　ぜん息はコントロールするもの

ぜん息発作で九死に一生を得たFさんの場合

40歳代の女性**Fさん**は、20代の頃からぜん息の診断を受けていました。ひどい咳やぜん鳴があるときだけ近所の医院を受診し、発作時の治療を受けていたそうです。

医師からは、定期的に受診するようにずっと指導を受けていましたが、多忙なことなどを理由に、定期受診はしていませんでした。

そんなある日の深夜、就寝中に突然の発作。咳やぜん鳴が始まりましたが、家族は寝静まっていたため、ひとりで我慢することに……。

早朝になるとぜん鳴はさらにひどくなり、息ができないほど苦しくなったため、家族を起こして救急車を呼んでもらいました。

救急隊が到着したとき、高度のぜん鳴はありましたが、質問にはなんとか受け答えができていました。

SpO2（酸素飽和度）88％のため酸素吸入を開始して病院に搬送。

救急外来に到着したときには、意識レベルは低下し、医師の呼びかけにも反応できなくなっていました。

聴診では気管支狭窄《きょうさく》音があり、酸素吸入量を増量。緊急処置を施すも意識が回復せず、気管内挿管および人工呼吸器によって管理することになりました。

しばらくはこの状態が続いていましたが、2週間の集中治療のかいがあって人工呼吸器から無事に離脱でき、一命を取りとめることができたのです。

このFさんのように、ぜん息の患者さんの中には、症状がちょっとよくなると治療をストップしてしまう人が少なくありません。

でも、油断は禁物。ぜん息は慢性的な病気で、症状がないときでも炎症が続いていることが多いものです。

継続的な治療とコントロールがとても大切です。

治療薬を正しく使用して、うまくコントロールさえできていれば、発作の心配もなく、普通と変わらない生活を送ることができます。

でも、症状がないからといってそのまま放置してしまうと、突然激しい発作が起こって、ひどい場合には、死に至ることもある病気なのです。

Ｆさんは、かなり危険な状態に陥ってしまいましたが、今では無事にふだんの生活に戻っています。

ただし、もう二度とあんな苦しい思いはしたくないと、定期的に受診をし、吸入薬も毎日ちゃんと使っているそうです。

ぜん息は子どもだけの病気ではない

そもそもぜん息というのは、アレルギー性鼻炎や花粉症、アトピー性皮膚炎などと同じアレルギー性の炎症によって、気道が発作的に狭くなる慢性の病気です。

ただ、ハウスダストなど環境アレルゲンに対するアレルギーが検出される患者さんが多いものの、アレルゲンが特定されず病因がはっきりしない患者さんもいますので、ぜん息の病因はもっと複雑な因子が関わっているようです。

子どもの頃、夜になると呼吸するたびにゼーゼー、ヒューヒュー音（ぜん鳴）が鳴ったり、咳が止まらなかったり苦しい思いをしたという記憶がある人もいるのではないでしょうか。

ぜん息は、小児科でもっともよく遭遇する病気のひとつであり、子どもは大人よりも気管支の内腔が狭いため、風邪をひいたりして軽い炎症を起こすと、気管支の内腔はさらに狭まって、すぐにゼーゼーするようになります。

ただし、小児のぜん息発作は数日の入院治療で改善し、大人になるにつれて発作を起こさなくなります。

そのためでしょうか、ぜん息は子どもの病気で、すぐによくなるものというイメージをもっている人も多いようです。

ところが、実際は大人になって、突然ぜん息を発症するケースも少なくありません。最近の調査では、1年間にぜん鳴や呼吸困難などの症状があった人は、小児で9～14%、成人で6～13%。子どもも大人もほとんど差はなく、日本人の10人にひとりがぜん息のような症状を経験していることが考えられます。

ぜん息のために医療機関を受診している患者数は、2014年の調査では117万人。

受診していない患者さんがかなりいることを考えると、実際の患者数はさらに多いはずです。

一方、ぜん息による死亡者数の年次推移を見ると、1950年代には1万人以上だったのが、1990年代には6000人前後、そして2019年には1480人にまで減少しています（厚生労働省人口動態統計）。

治療薬の開発・普及などが大いに関与していると思われます。

そういえば、今から20年くらい前、私がまだ研修医の頃は、夜当直をしていると、ぜん息の発作で運び込まれてくる人が、必ずいたものです。

それも最近では、めっきり減ってきた気がしますね。

とはいえ、今も命にかかわる病気のひとつであることには変わりありません。

特に、死亡した人は65歳以上の高齢者がほとんどで、ぜん息は小児だけでなく、成人、特に高齢者に多い病気といえます。

中には、風邪で咳が長引いているな、と思い込んで、ぜん息を見逃しているケースもよくあります。

特に、季節の変わり目などに咳や息切れを感じる場合は、ぜん息を疑ってみてください。

花粉、ホコリからストレス、低気圧まで……ぜん息をもたらすもの

ぜん息は、気道が慢性的に炎症を起こしている病気です。

このため、いろいろな刺激に反応して、咳や痰、ぜん鳴、息苦しさなどの症状が発作的に出るのです。

発症させる刺激には、アレルゲン、つまりアレルギー反応を起こす原因になるものと、それ以外の刺激があります。

アレルゲンとしては、ダニやカビ、ハウスダスト、花粉などがよく知られていると思います。

また、アレルゲン以外では、タバコの煙、大気汚染、風邪、アルコールなどから、ストレス、過労、気圧の変化や寒暖差など天候なども、発作的に呼吸が苦しくなったり、咳が止まらなくなったりというような症状の引き金になります。

屋外の寒いところから、暖房のきいた電車などに乗って寒暖差で症状が出たり、エアコンの風を直接吸入したりすることで咳き込んだりする人もいます。

よくあるのは、風邪をひいた後で発症して、咳が止まらなくなるケースです。

発症の原因は人によりいろいろですが、中には原因がはっきりわからない場合もあります。

症状も軽いものから重いものまで幅が広く、ぜん息は一つの病気というよりは、一種の症候群のようなものといえるでしょう。

咳やぜん鳴、息苦しさなどの症状も、1日のうち夜だけ出て、日中はほとんど何事もなかったりすることもあります。

また、一年中ずっと症状があるわけではなくて、季節の変わり目だけ症状が出たり、例えば低気圧が近づいてくると息苦しくなったり、というように変動性があることも、ぜん息の症状の特徴といえます。

ところで、よく低気圧がくるとリウマチが痛むとか、古傷が疼《うず》くとかいう人もいますが、これも、ぜん息と共通するところがあるのでしょうか。

人の身体は、本当に繊細でミステリアスですね。

COPDとぜん息の合併問題

ぜん息は、気道が炎症を起こしているところに、何らかの刺激によって気道が狭くなり発症します。

一方、炎症などで傷ついて気道が狭くなり、空気の通りが悪く息を十分に吐き出せなくなるのがCOPDで、このために息切れや咳、痰などの症状があるということは、先に述べました。

どちらも慢性的な炎症により気管支が狭くなることで、呼吸に困難をきたすという点では、よく似た病気といえるかもしれません。

ただし、COPDの診断基準のひとつ、非可逆性（元に戻らない）というところが、このふたつを区別する、大きなポイントになります。

ぜん息では、症状の増悪による呼吸困難が発作的に起こり、この発作が治まれば、呼吸の働きも正常に戻ります。

ところが、COPDのほうは、ダメージを受けた肺の組織は回復することはなく、呼吸機能も元には戻らないのです。

ただ、紛らわしいことに、ぜん息を長年にわたって放置したり、ちゃんとコントロールできていなかったりすると、気道がリモデリング（構造変化）されてしまうことがあります。

つまり、気管支が狭くなったままで元に戻らなくなってしまうのです。

これでは、両方を区別する境界線が非常にわかりにくくなってしまいます。

そうなると、治療にも支障をきたしかねません。

それに、このふたつの疾患が合併することもよくあります。

日本のＣＯＰＤ患者さんの４・２％から49・７％がぜん息を合併していると報告されています。

合併している場合には、両方の病気に共通している薬と、それぞれ別の薬も使われることになります。

単独の疾患の場合よりも治療が難しいこともありますから、そんな事態になる前に、早めの受診が大切です。

次にご紹介するのは、20歳代から気管支ぜん息といわれて通院している60歳代の女性**Gさん**のケースです。

若い頃は主に内服薬による治療をしていましたが、20年くらい前から、吸入薬も使用するようになりました。

特に、季節の変わり目や気圧の変化で、咳やぜん鳴がひどくなることがしばしばでした。これまで、喫煙歴はまったくありません。

２～３年前からは、１００メートルくらい歩くと息切れがするようになったため、クリニックを受診したのです。

吐く息の中の一酸化チッ素量を調べる呼気NO検査は、正常上限値の37ｐｐｂよりもかなり高値の70ｐｐｂ。

呼吸機能検査では、可逆性のない高度の閉塞性換気《かんき》障害が認められました。

肺年齢は、なんと95歳以上という結果で、Gさんの肺はひどくダメージを受けているようでした。

ぜん息による気管支閉塞は可逆性があるのが特徴ですが、ぜん息のコントロールがよくない状態が続くと非可逆的となることもあります。

Gさんのケースも、気管支閉塞が慢性的となって、COPDを合併することになってしまいました。

息切れがひどくなっていたのも、そのためと思われます。

ぜん息治療の継続は力なり

ぜん息の治療は、吸入薬が中心となっています。

吸入薬は、薬剤を気管支に直接到達させるので治療効果は高く、全身の副作用が少ないため、とても理にかなっていると思います。

吸入薬は近年どんどん進化し、たくさんの種類の中から選べるようになっています。特に咳やぜん鳴のある人には、主に気管支の炎症を抑えるＩＣＳ（吸入ステロイド薬）や、狭くなった気管支を広げるＬＡＢＡ（長時間作用性β２刺激薬）、ＬＡＭＡ（長時間作用性抗コリン薬）などを組み合わせて使われます。

毎日吸入してもらうというのが治療の基本ですが、症状がなくなっても続けるということがとても重要です。

中には、症状が出たときだけ吸入薬を使うという人もかなりいるようですが、発作はなくても、炎症は慢性的に続いているものです。

ぜん息の治療というのは、発作を抑えることがいちばんの目的ではなくて、原因になっている炎症を抑えること。症状はなくなっても炎症は残っていることが多く、タバコの煙や風邪、ダニなどちょっとした刺激で、またいつ症状が出てしまうかわかりません。

ぜん息は完治が非常に難しく、症状が出ない状態をどれだけ長く続けられるか、というのがポイントになります。

発作を起こさないようにする治療ですね。

発作の出ない状態をできるだけ長く継続することで、自分がぜん息であることを忘れるくらいにうまくコントロールしていくのが目標です。

ただし、くれぐれもぜん息があることを本当に忘れてしまって、治療をおろそかにするようなことがありませんように。

症状が治まると、どうしても薬を使い続けるモチベーションが下がって、治療を止めてしまう人が多いのですが、そこは気持ちも、病気もうまくコントロールしていきましょう。

長引く咳の半分はぜん息

ぜん息は、大人になって急に発症することもあります。

でも、もともと自分にはぜん息があるとわかっている場合ならともかく、そうでもなければ、ひどい咳が出るからといって、ヒューヒュー、ゼーゼー音でもしない限り、ぜん息を疑ってみる人は少ないかもしれません。

ただ、ぜん息を発症しても、実際はぜん鳴がある人はそう多いわけではなく、咳が止まらない、激しく咳き込む、という咳だけのケースが少なくありません。

そのため、まさか自分がぜん息を患っているなどと考えることはあまりないようです。

風邪をひいたのが長引いているなどと、勝手に決めつけていることがほとんど。

そのぶん、気づくのが遅れがちです。

8週間以上も咳が続く症状を「慢性咳嗽《まんせいがいそう》」といいます。

実際に、感冒後咳嗽といって、風邪をひいたことで気管支が過敏になり、咳がずっと続くケースもあるのですが、慢性咳嗽のうちの約半数は、ぜん息が原因とされています。

ほかには鼻の病気、たとえば鼻炎や副鼻腔炎《ふくびくうえん》で、鼻水がのどのほうに入り、それが刺激になって咳が止まらないというケースもよくあります。

また、逆流性食道炎で咳が止まらないというケース、心不全で肺に水がたまってきて咳や息切れがするとか、不整脈で咳が出る人もいます。

このように、ただ咳が長引いている……といっても、いろいろな病気が隠れているのです。

ぜん息はもちろんのこと、ＣＯＰＤ、風邪や鼻炎など呼吸器系だけでなく、心臓、食道……さまざまな部位が刺激を受けて、咳という形で現れてきます。

それは、身体の注意信号といえるかもしれません。

身体からのＳＯＳ、しっかりキャッチしてあげましょう。

5章　ＣＯＰＤと肺がんの関係

COPDの人は肺がんリスクにも目を向ける

20歳頃からずっと喫煙を続けていた70歳代の男性Hさんのケースです。

1日20本のタバコを50年以上も吸い続けていますが、2年ほど前から咳が出るようになり、布団の上げ下ろしでも息切れがするようになったことは自覚していました。にもかかわらず、「年のせいだから、しょうがない」とあきらめていたそうです。

そんな折、1年前の肺がん検診で肺気腫の指摘を受けましたが、特に受診することもありませんでした。

肺気腫は、肺胞の組織が壊れて肺にたまった空気を押し出せない症状で、COPDの要因のひとつになっています。

ひと月前からは、夜寝るときに呼吸をするとヒューヒュー音がするのが気になり、ようやくクリニックを受診。

呼吸機能検査では、なんと肺年齢は95歳以上、中等度のCOPDと考えられました。

さらに、胸部CTを撮ったところ、肺全体にわたって肺胞の壁が壊れる気腫性の変化。また、右肺には2㎝程度の影が認められ、精査の結果、肺気腫に発生した肺がんと診断されたのです。

早期肺がんということで、外科医とともに手術を検討しましたが、COPD（肺気腫）のために手術に耐えられないと判断し、放射線治療を選択することになりました。

COPDは気管支内腔が閉塞し、年々進行していく病気であることはすでに述べました。

COPD発症の最大のリスクは喫煙ですが、同様に、タバコがいちばんの原因となる病気に肺がんがあります。

ということは、COPDがあると肺がんのリスクが高くなるということは、容易に想像できると思います。

Hさんのケースもまさにそう。ただ残念なことに、自覚症状があったにもかかわらず受診せず、いわゆる隠れCOPDでした。

そして、COPDがわかったときには、すでに肺がんも発症していたのです。

COPDがあると、肺炎や肺がんになった場合に、症状が悪化しやすいという傾向があります。

そのうえ、Hさんのケースのように、肺がんの治療の選択肢が減ってしまうという致命的なデメリットもあるのです。

そうです、COPDがかなり進行していると、肺がんの手術ができないこともあるということです。

たとえ肺がんは早期で発見されたとしても、手術という有効な治療の手が打てないというのは、非常に残念としか言いようがありません。

やはり、隠れCOPDを少しでも多く見つけて、早く治療を始めてほしいなと思います。

ところで、COPDの患者さんの中には、タバコが原因でない人もたくさんいます。自分では喫煙していなくても、受動喫煙や大気汚染、粉塵、アレルゲンその他がCOPDを引き起こすこともあるからです。

このような喫煙が原因でないCOPDの患者さんの場合は、肺がんのリスクはどうなのでしょうか。

非喫煙者COPDの肺がんリスクについて調査した研究によると、「COPDなし喫煙なし」の人の肺がん発生リスクを1とすると、「COPDあり喫煙なし」の場合のリスクは、2・67という数字が出ています。

つまり、COPDがあると、たとえ喫煙していなくても肺がんになるリスクは、COPDのない人の2・67倍も高くなることがわかります。

「COPDあり喫煙あり」の場合の6・19倍ほどではないとはいえ、かなりのハイリスクということになります。

ちなみに、「COPDなし喫煙あり」では、1・97という結果が出ています。

COPDと診断されたら、喫煙している・していないにかかわらず、CTを撮って肺がんの有無を確認する必要があります。

肺を蝕《むしば》むがんは致命的な病

2019年の厚生労働省人口動態統計によると、悪性新生物（がん）の部位別に見た死亡数・死亡率（人口10万対）では、肺がんは男性が1位、女性が2位と、いずれも上位にランクインしています。

特に男性では、死亡率が88・6（死亡数5万3330人）と断トツ。2位は胃がんの46・6が続いています。

女性の肺がん死亡率は34・7（死亡数2万2055人）で、大腸がんの37・8に次いで2位です。男女とも、年々少しずつ数字が伸びています。

この死亡率の数字の伸びは、平均寿命が延びているということも、その要因のひとつになっていると思われます。

というのも、高齢になるほどに肺がんのリスクが高くなるからです。

前にも書いた通り、肺は傷んでも修復がきかず、きれいな肺を守るのは、年齢を重ねるごとに難しくなっていくことになります。

ちょっと別の数字を見てみましょう。

国立がん研究センターがん情報サービスによると、肺がんの5年相対生存率は29・5％で、すい臓がんの8・9％、胆のう胆管がんの26・8％についで、3番目に低いことがわかっています。

この5年相対生存率というのは、がんと診断された人のうち、5年後に生存している人の割合が、日本人全体で5年後に生存している人の割合に比べて、どのくらい低いかを表す数字のことです。

この数字が低いということは、そのがんの完治がそれだけ難しく、死亡率が高いということになります。

その原因は、肺がんの早期発見が難しいということにあります。

そのため、がんがわかったときにはかなり進行していて完治が困難になります。

肺がんを患っていると、咳、血痰《けったん》、胸痛《きょうつう》などの症状があります。これらの症状が見られるときには、がんがすでに進行していることがほとんど。なかなか早期発見の決め手にはなりにくいのです。

現在では、抗がん剤や免疫療法などの進歩により、治療成績はよくなっているものの、まだまだ死亡率のデータに反映するところまではいっていないのが現実です。

現在の肺がん検診ではがんは見つからない⁈

肺がんの発見が遅れるというのは、健康診断などの胸部X線写真だけで早期肺がんと診断することは非常に難しいからです。

人の臓器には、X線を通過しやすいもの、しにくいものがありますが、それを濃淡の差によって表したのがX線写真です。

たとえば、X線を通しにくい骨は白く写り、X線を通しやすい空気は黒く写るため、肺は黒く見えます。

肺炎や肺がんの病巣はX線を通しにくいので、正常の肺より白く写ります。

健康診断の胸部X線写真で「要精査」とされるのは、黒いはずの肺に白く見える部位があるという場合がほとんど。

ただし、それが病気であることと必ずしもイコールであるとは限りません。

そこは、一般の方がよく誤解されるところです。

X線写真を撮るとき、背中から照射されたX線は、いろいろなものを通過します。

背中の皮膚から、皮下脂肪、筋肉、骨、肺、血管。さらに、胸部側の骨、脂肪、皮膚……それが1枚の写真になるのです。

そこには、いろいろな臓器が重なり合って写ることになりますから、診断は容易ではありません。

肺がんが骨や心臓などに重なってしまうと、X線写真では見つけにくくなります。特に、横隔膜とか、肝臓や心臓の裏にあるようながんは、見つけるのが不可能といえます。

特に、タバコを吸っている人は、気管に近いところ、つまり胸の真ん中近くに肺がんができやすいといわれています。

真ん中あたりだとX線に写りにくく、その分、発見が遅れることもあります。

また、タバコを吸わない人の肺がんは、肺の中でも末梢部分、胁に近い外側にできる傾向があります。

肺がんが骨や心臓などに重なりX線写真で見つけることができないと、がんが2㎝、3㎝……と大きくならなければ見つからないことになります。

何もできず、手をこまねいていることになるのは、非常に悔しいとしか言いようがありません。

ここで、60歳代の男性**Iさん**のケースをご紹介しておきます。

Iさんは、50歳まで喫煙をしていたため、肺がんが心配で、毎年肺がん検診を受けていました。

その結果はいつも「異常なし」で、本人もちょっと安心していたようです。

ところが、2週間ほど前から胸痛や息切れがあり、クリニックを受診されました。

胸部X線で胸水が認められたため、専門医に紹介しました。

胸水を取り、その際、胸水の細胞診を行ったところ、がん細胞が検出されました。

進行期肺がんと考えられます。

さらに、手術は非適応で完治は無理と思われることから、延命治療を行うことになったのです。

担当医が過去の検診の胸部X線画像を取り寄せましたが、肺がんを疑うような異常を見出すことはできませんでした。


Iさんは、毎年きちんと肺がん検診を受けていたにもかかわらず肺がんを発症し、発見されないまま秘かに進行していたのです。

「検診を毎年受けていたのに、なんで私が……？」

ご本人は、そんな納得できない思いを抱かれているのではないかと思います。

しかし、これは決して珍しいケースではありません。

検診のX線だけでは肺がんの診断に十分ではないことは、先ほど書いた通りで、検診は、あくまでもスクリーニングが目的だと思ったほうがよいでしょう。

正確な診断のためには、CTが有効です。欧米では、喫煙者が肺のCT検査を受けると、死亡率が下がるというデータもあります。

ただし、CTは感度が高いのですが、頻繁に受けすぎるのはあまり意味がないといえます。

というのも、CTでは余分なものも映ってしまうこともあり、不要な検査や治療で負担がかかることも少なくないからです。

みなさんには、まず肺機能検査を受けてCOPDの有無を調べること、さらにCOPDと診断された場合に、CTを撮って肺がんの有無を確認することをお勧めしています。

人間ドックなどの健康診断でCTを撮ると、1万～1万5000円とかなり高額になります。

肺機能検査（3000円程度）でCOPDが見つかったら、その治療の一環として、CTを保険診療（3割負担で約5000円）で撮るようにしてはいかがでしょう？

がん治療が難しいわけ

肺がんに限った話ではありませんが、理想のがん治療というのは、1個しかないがん細胞を見つけて退治することです。

がん細胞1個の長径《ちょうけい》が10μmとすると、がんが1㎝四方の立方体にまで成長したときには、がん細胞は10億個に増えていることになります。

もし胸部CTなどで1㎝の肺がんを見つけたとしたら、通常は早期発見といわれます。

でも実際は、早期とはいってもすでに10億個もの細胞がいるわけで、そのうちの1個でも血管内に入り込んでしまったら……。

全身のどこかにがんが転移することができる能力をもっている、ということになります。

それを証明するように、早期の肺がんで手術の対象になっている患者さんの血液を採取したところ、がん細胞を検出したという報告もあります。

それはつまり、早期の肺がんで根治的手術を実施し、がんを完全に切除できて、手術後のCTなど画像検査で残存するがんが見つからなかったとしても、その患者さんの血管の中を、がん細胞が流れている可能性があるということです。

がん細胞の怖さは、1個でも無限に増殖できるパワーがあること。

人間が本来もっている免疫力によってがん細胞を死滅させることができればよいのですが、免疫力は100％ではありません。

人の免疫システムをくぐり抜けたがん細胞を1個単位で見つける方法が開発されな

い限り、がんを根治した……と言うことはできないのです。

手術後に残存したがん細胞を検出する方法は、現時点ではまだ存在しません。術後5年間にわたって定期検査を受ける必要があるのは、残存したがん細胞が育って目に見えるようになるのを待つためともいえるのです。

非常に手ごわい相手ではありますが、まず大切なのは、外敵から肺を守って肺がんの発生そのものを防ぐこと。

そして、もし発生してしまっても、可能な限り早期に発見、手術など的確な治療を受けられるように綺麗な肺を保っておくことというところでしょうか。

6章　呼吸が元気なら肺も心臓も働ける

睡眠中に呼吸が止まっていない？

呼吸によって、酸素と二酸化炭素のガス交換をする。

それがいちばんの肺の働きですが、その呼吸が滞《とどこお》ってしまったら――考えるだけでも怖い話です。

呼吸が止まってしまえば、もちろん肺も動かなくなる。命が尽きることを意味しています。

そのまま二度と息を吹き返さずに……とまではいかなくても、しばらくの間でも呼吸がストップしたら？

しかも、そんなことが夜な夜な起こっているとしたら？

眠っているときに、10秒以上呼吸が止まった状態が一定以上の頻度で起こることを睡眠時無呼吸症候群といいます。

その中でも、特に多いのが閉塞性睡眠時無呼吸（ＯＳＡ＝Obstructive Sleep Apnea）です。

これは、睡眠中に舌根《ぜっこん》がノドのほうに落ち込み、空気の通り道が物理的に閉塞することで呼吸が止まってしまう病気です。

いくら寝ているとはいえ、突然呼吸ができなくなったら、「誰でも苦しくてすぐ目を覚ますだろうし、自分で息を吸うんじゃないの？」そんなふうに思う人もいるのではないでしょうか。

ところが、ＯＳＡの患者さんで、眠っている間に1～2分間も息が止まっているという人は珍しくありません。

目が覚めているときなら、普通1分も2分も息を止めることなどなかなか苦しくてできませんよね。

特別なトレーニングでもしていない限り、かなり困難なことだと思います。

ところが、トレーニングなどしてもいないのに、患者さんにはこんな事態が起こっているのです。

しかも、毎晩起こっていても、本人はまったく気づいていない。

同居している家族に指摘されるまで発見されないという人がほとんどなのです。

患者さん本人に自覚がない病気だということは、とても大きな問題です。

本人が気づかないから、医師の診断を受けていない。

そんな隠れＯＳＡ患者がたくさんいると考えられています。患者さん本人の自覚がない、という意味では、ＣＯＰＤにも少し似ているかもしれません。

最近、全世界で約９億人がＯＳＡで、治療が必要な重症者は約４億人もいるという推計が報告されました。

このデータが本当だと、日本では、軽症以上の患者数は２２００万人で、30〜69歳のおよそ３人に１人がＯＳＡということになります。

このうち、中等症以上のＯＳＡは９４０万人で、同じく30〜69歳の14％と推計されています。

現在、治療中のＯＳＡ患者数は約50万人程度と考えられています。要治療の中等症以上の患者のうち、実際に治療を受けているのは10％にも満たないわけですね。危険な合併症のことなども考えると、とても心配です。

日本人の3人に1人がOSA

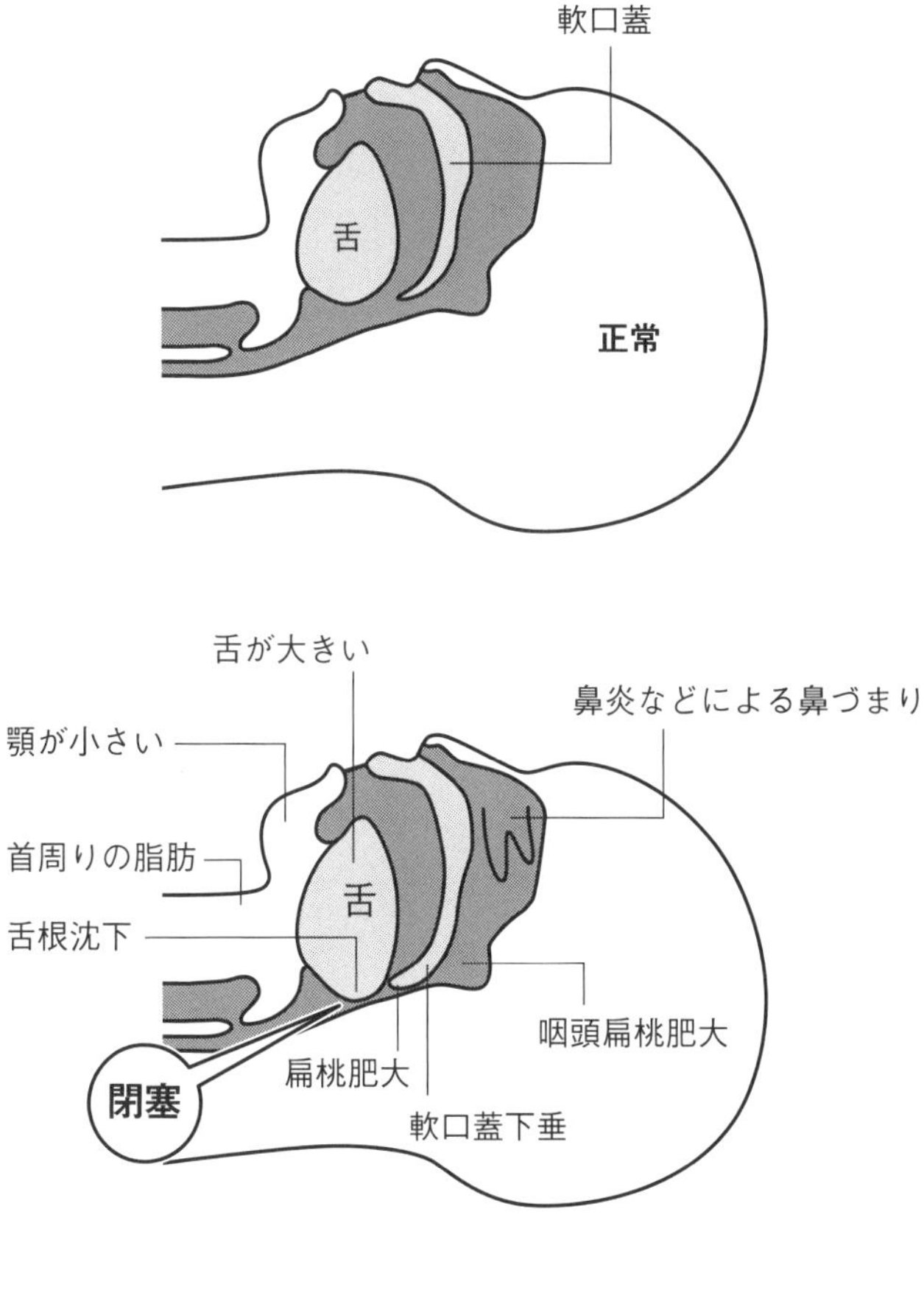

図1　OSA（閉塞性睡眠時無呼吸）の仕組み

合併症で命が危ない！

40歳代の男性Jさんのケースです。

身長170cm。最近測定はしていないようですが、体重はおよそ100kgとかなりの肥満傾向あり。1週間くらい前から、夜、横になって寝ると呼吸が苦しくなるため、ソファに座ったまま眠るようにしていたそうです。

2〜3日前からは、トイレに行くのも苦しくなったために、クリニックに来ました。

血圧は190／100、SpO2（酸素飽和度）93％で、聴診器をあてなくてもわかるほどのぜん鳴がありました。

胸部X線検査では、心臓のシルエットが大きく見える心拡大があり、両肺に影、胸水がたまっているのが認められたのです。

そのため、うっ血性心不全の疑いがあり、精査加療のために病院に救急搬送。病院で精査の結果、高血圧性心不全と診断されました。

集中治療室（ICU）にて心不全、および高血圧の治療をしたところ、ぜん鳴や呼吸困難など心不全の症状は改善されました。

しかし、担当看護師から報告があり、夜間睡眠中に無呼吸が見られたとのこと。いろいろなセンサーをつけて、睡眠中の身体の状態を調べるポリソムノグラフィー（PSG）検査で、閉塞性睡眠時無呼吸（OSA）が認められました。

このOSAが、高血圧と心不全を引き起こす原因となっていたのです。心不全が落ち着いて、無事に集中治療室から出られたJさんは、睡眠時無呼吸の改善のため、CPAP（経鼻的持続陽圧呼吸）治療が開始となりました。

これは、器械からエアチューブを伝って鼻に装着したマスクに空気を送り、鼻から気道へと空気を送り込む療法。気道に空気を送り続けて、気道を開いておくようにするのです。

Jさんのケースでは、心不全を起こした原因は高血圧で、高血圧の引き金となったのがOSAだったわけです。

無呼吸があっても、そのまま呼吸が止まって死に至る、ということはありません。普通は、その前に苦しくなって目覚めますから。

ただ、重症OSAでは、1時間に30回以上も呼吸が止まったり、1回の呼吸停止が

1分以上となることがあります。

そのため、酸素が足りなくなって、体内の血中酸素濃度が下がります。

今ちょっと試しに、1分間ほど呼吸を止めてみますか？　どうです？

呼吸が苦しくて、そんなに止めていられないという人が多いと思いますが、そのまま止めていると、心臓の鼓動が速くなり、そのうち意識がボーっとしてくるかもしれません。

呼吸が止まって体内の酸素が十分でなくなると、心臓や脳など酸素をもっとも必要とする臓器が酸欠状態になってしまいます。

そのため、心臓や脳に負担がかかり、高血圧や心不全、心房細動《しんぼうさいどう》、心筋梗塞、脳卒中など重篤《じゅうとく》な合併症のリスクが高まります。

それだけに、ＯＳＡが引き金となって、これらの病気で夜間突然死する可能性もあるのです。

イビキ、眠気、頭痛に注目

ＯＳＡでは、睡眠中に呼吸が止まると苦しくなるため、無意識のうちに呼吸をしようと努力します。

そのため、睡眠が浅くなってぐっすり眠れず、朝起きても熟睡した感じがなくて頭痛がしたり、日中、突然睡魔が襲ってきたり、という症状があります。

眠気は、会議中いつの間にかウトウトした……などというのは仕方がないにしても、危険なのは車の運転中。

信号待ちをしている間に急に眠くなった、渋滞中に居眠りしそうになった、などというケースも少なからずあるようです。

電車やバスのドライバーが居眠り運転で事故を起こし、よく調べたらＯＳＡだった……という情報が、メディアに取り上げられることもあります。

そのためか、電車やバス、トラックなどの運転をするためには、健診でＯＳＡの検査をするようになってきました。

病気の自覚症状がなく、自分がＯＳＡだと気づいていない人も、日中やたらと眠気がしたり、原因がよくわからない頭痛がしたり、という場合は、家族などに確認してもらうのもいいでしょう。

ＯＳＡの人は、寝ているときに必ずイビキをかきます。

規則正しかったイビキが急に止まったあと、深いため息のような呼吸をしていたらＯＳＡかもしれません。

そんな場合は、早めに受診するようにしてください。

先に、ＯＳＡは睡眠中に舌根が気道を閉鎖する、と書きましたが、肥満や首回りが太い、という体格が原因になっていることが多いようです。

舌が大きかったり、アゴが小さかったりして、気道が狭くなりやすい人もいます。

子どももＯＳＡになることがありますが、それは、扁桃腺《へんとうせん》が腫れ、アデノイド（咽《いん》頭《とう》扁桃）肥大で物理的にノドが狭まって、呼吸が止まってしまうことが多いです。

大人になると、扁桃腺は小さくなり、呼吸の邪魔をすることはなくなってきます。

また、アルコールをたくさん飲むと、イビキをかきやすくなります。

アルコールには血管拡張作用があるため、飲酒することによって鼻毛細血管が拡張し、鼻粘膜が腫れて鼻詰まりをきたします。

その結果、口呼吸になって、イビキや無呼吸はさらにひどくなるのです。

気道を確保する治療を続ける

舌根が落ちて気道をふさいでしまうのがＯＳＡですから、治療には、ふさがれた気道を確保しなければなりません。

前項で、鼻にマスクを装着して空気を送り込むＣＰＡＰ（シーパップ）療法のことについて触れましたが、ＣＰＡＰをするほどではない軽いＯＳＡの人には、口腔内装置（特殊なマウスピース）を装着する治療を行います。

マウスピースの治療対象となるのは、無呼吸の回数が1時間あたり5〜20回未満の患者さんです。

重症ＯＳＡになると、1時間に30回以上も呼吸が止まり、1回の呼吸停止が1分間以上になることがあります。

それだけ身体への負担は非常に大きくなるわけです。

寝るときにマウスピースを装着することで、下あごを前に突き出すようにすると、舌も前方に移動するため、気道が確保されることになります。

ただし、ＣＰＡＰのマスクもそうですが、ひと晩中マウスピースをつけたまま寝るのは、かなり違和感があるため、治療が長続きしないことが少なくありません。

マウスピースで気道を確保

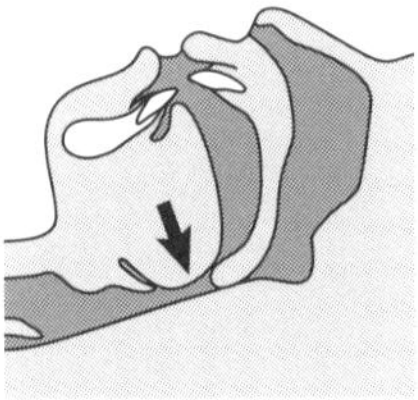

マウスピース装着前

舌が重力で落ち込み、気道がつまっている

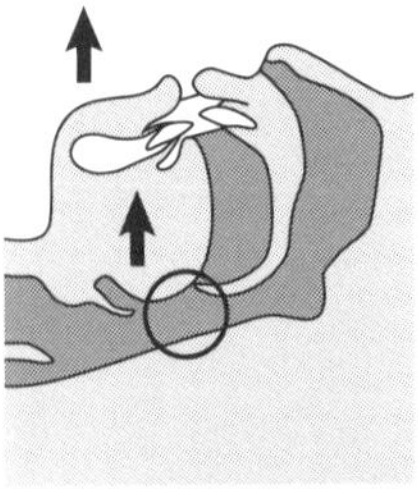

マウスピース装着時

下あごを上に突き出すことで、舌も上方に移動し、気道が確保される

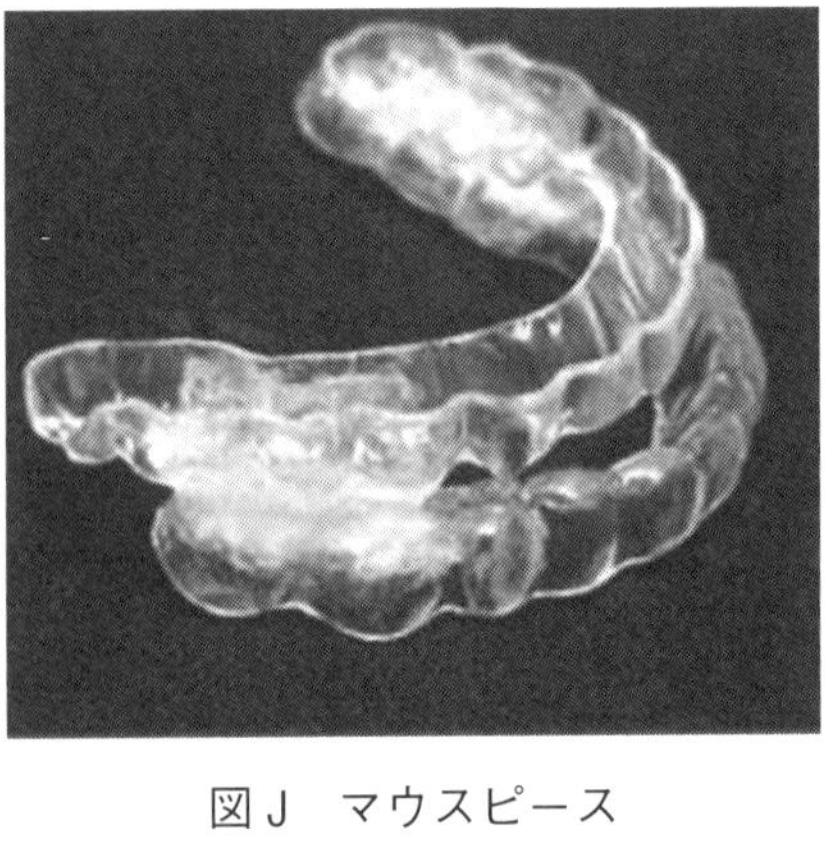

図J　マウスピース

マスクもマウスピースも、ちゃんと装着をしていれば、気道が閉じなくなりますから、ほとんどの人に効果があります。

ただ、慣れてしまえば気にならなくなるのですが、その前にやめてしまう患者さんがけっこういます。

治療を中止すると、無呼吸はすぐに元に戻ってしまいます。普通に薬を飲むような感じで、毎日治療が続けられればいいのですが……。

ＯＳＡを引き起こす大きな原因のひとつに肥満があります。

肥満の人は首周りの脂肪も多く、それが気道をふさいでしまいがちです。

実際、クリニックにも１００kgを超える患者さんもたくさん来院していますが、ダイエットできれば、ＯＳＡもかなり改善されると思います。

もっとも、そうなるまでには、現体重の10％以上はやせないといけないので、とても難しいかもしれません。

少なくとも「ダイエットでＯＳＡを治した」という患者さんには、残念ながら、まだ会ったことはありません。

また、肥満になると肺機能が低下します。特に内臓脂肪は、肺の拡張を妨げます。

肥満の人の胸部Ｘ線写真を撮ると、ほとんどの場合、横隔膜が上がっていて、肥満

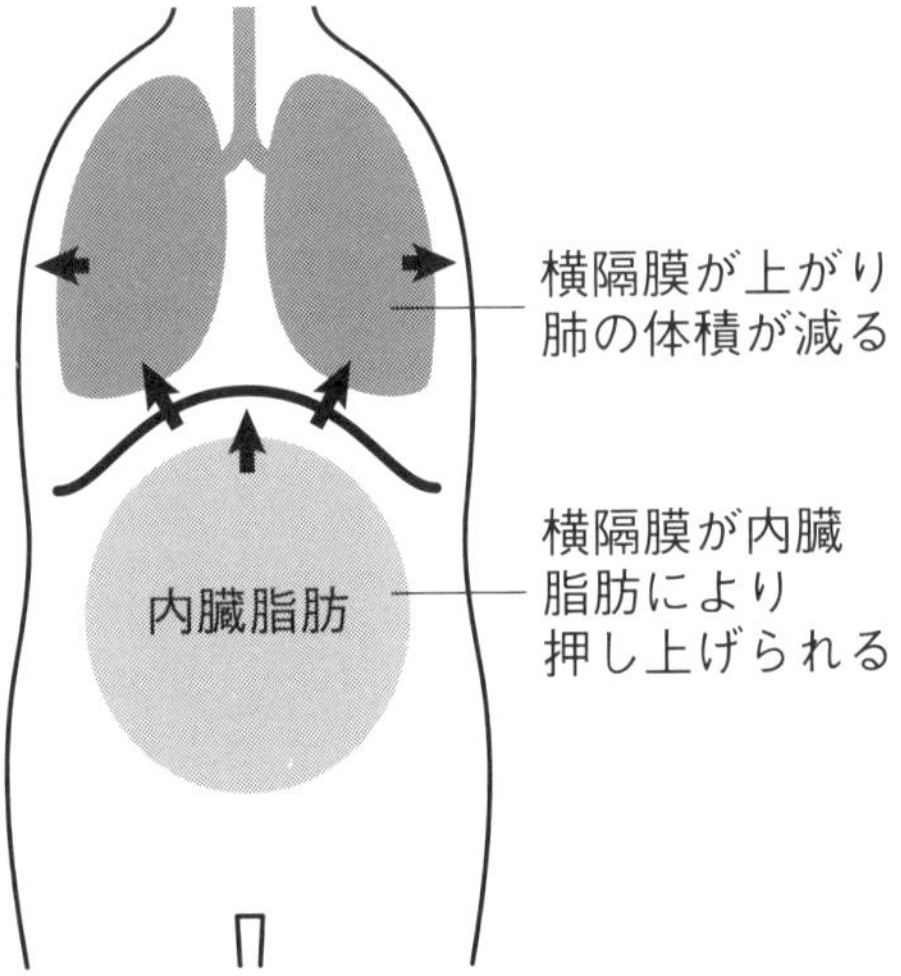
横隔膜が上がり
肺の体積が減る
内臓脂肪
横隔膜が内臓
脂肪により
押し上げられる

図K　内臓脂肪と肺の体積の関係

のない人より肺が小さくなっています。

深呼吸をして横隔膜を下げようとしても、内臓脂肪が邪魔をして横隔膜が押し戻されてしまうのです。

肥満の人が息切れをしやすいのは、身体が重いから……というだけではないのですね。

これは、妊娠後期の妊婦さんが息切れしやすいのと同じ状態といえます。

7章　肺の元気度をチェックしよう

ここまで見てきた通り、肺が傷ついたり弱ったりしてくると、身体が元気に活動するのに重要な呼吸機能がたちまち低下してしまいます。

そのため、徐々に日常生活に支障をきたすようになり、ひどい場合は、突然命にかかわる深刻な事態を招くことも珍しくありません。

にもかかわらず、我慢強いのが特徴ともいえる肺は、周囲の筋肉に動かされながら、ただ黙々と働き続けようとします。

人生の最後の瞬間まで肺に元気に動いてもらうためには、肺の声なき声に耳を傾け、少しでも気になることがあれば、「年のせいだから」「体力がないから」「仕方がないから」……等々、そんな勝手な自己診断はやめて、隠れた不調をしっかりとチェックしてください。

そのためのポイントを紹介していきます。

チェックポイント①
2階まで上がると息切れがする

息切れに関しては、「はじめに」のところでも少し触れました。

本人の息切れの自覚症状には大きな差があるものの、肺機能の状態を知るひとつのバロメーターであることに違いはありません。

「2階まで上がっただけで息切れがする」という項目に該当する場合、肺の病気が隠れている可能性が高くなります。

例えば、「平坦な道を早足で歩くと息切れがする」「緩やかな上《のぼ》り坂を歩くと息切れがする」というのと同じレベルです。

これらは、次ページに紹介する『呼吸困難の程度（MRC息切れスケール）』では1に該当します。

どのくらいの上り坂か、どのくらいの早足か……等々、この基準は非常に曖昧ではありますが、一応の目安にはなるでしょう。

グレード1以上の項目に思いあたる節があれば、肺に異常があるかないかを検査をする価値はあると思います。

そもそも、運動をすると全身の筋肉の酸素の需要量が増加。それに見合う酸素を供給するため、身体は呼吸回数、心拍数、赤血球の濃度を調節します。

もし肺機能が低下すると、呼吸回数や心拍数を増やし、場合によっては赤血球数も増やして、酸素の需要に対応しようとするのです。

ところが、対応可能の範囲を超えて肺の機能が落ちてしまうと、需要に対応しきれず、息切れという症状となって現れるのです。

一方で、安静にしているときには息切れを感じるのに、仕事をしたり何らかの目的のために動いたりしていると息切れを感じないという人もいます。

こういうケースは、肺などの病気ということは少なく、息切れを感じるセンサーに問題がある心因性のことが多いようです。

また、貧血で赤血球が減っている場合も、酸素を体内に十分に運べないために、息切れなど肺機能の低下と同じ症状が出ることもあります。

あなたのその息切れの原因はどれなのか、確認しておくことが重要です。

●呼吸困難の程度（ＭＲＣ息切れスケール）

グレード０　激しい運動をしたときだけ息切れがする

グレード1　平坦な道を早足で歩く、緩やかな上り坂を歩くときに息切れがある
グレード2　息切れがあるため、同年代の人よりも平坦な道を歩くのが遅い、平坦な道を自分のペースで歩いているとき息切れで立ち止まる
グレード3　平坦な道を100メートル、あるいは数分歩くと息切れで立ち止まる
グレード4　息切れがひどく家から出られない、着替えをするときにも息切れがする

チェックポイント②　咳が3週間以上続いている

風邪をひいた後など、咳が1~2週間続くことがよくあります。咳が長引いている場合の一応の目安として、3週間くらいまでは感染症、つまり風邪やインフルエンザ、肺炎などウイルス感染、細菌感染によるものがほとんどと考えられています。

医療機関を受診して、胸部レントゲンやCTなどで、肺炎や肺結核などの有無を確

認する必要がありますが、たいていは3週間ほどで咳は自然に治まっていきます。

一方、3週間を超える咳では、感染症以外の疾患を考える必要があります。

肺がんや気管支拡張症、間質性肺炎《かんしつせいはいえん》などがないか、胸部CTで確認し、COPD、咳ぜん息、逆流性食道炎、それに副鼻腔炎やアレルギー性鼻炎の後鼻漏《こうびろう》（鼻汁がノドに流れ込む症状）などと鑑別する必要があります。

初診の患者さんを診るときには「咳が何週間くらい続いていますか」という質問で、いわゆる風邪かそうでないかをある程度見極めながら、診断を考えていきます。

診断のための情報としては、次のようなことがらも要チェックです。

1 咳の持続期間（3週間以上、8週間以上など）
2 痰がからむ咳かどうか。痰があるときは、その色は？（黄色、透明など）
3 咳が出る時間帯は？（日中、夜間、就寝中など）
4 鼻炎など鼻の不調はないか？
5 ヒューヒュー、ゼイゼイなど、ぜん鳴はないか？

チェックポイント③
息を吸うと胸が痛い

肺の中には痛みを感じる神経がないため、「肺が痛い」と言うのは正しくありません。

肺は、胸膜という薄い膜で二重に覆われています。

この胸膜は、外側の胸壁側にある壁側胸膜と、内側で肺を覆っている臓側胸膜で構成されていて、外の壁側胸膜には知覚神経があり、痛みを感じます。

呼吸をすると胸に痛みを感じるのは、呼吸で肺が動くときに胸膜がこすれるためだと思われます。

このような痛みは、壁側胸膜に炎症が及ぶような肺炎や胸膜炎、気胸《ききょう》があると起こります。

この場合は、胸部X線検査をする必要があります。

気胸というのは、肺の膜に穴があいて空気が逃げてしまい、肺が風船のように縮む病気です。

中には、緊急性気胸といって命にかかわる重篤な状態に陥ることもあります。

胸に痛みを訴えてクリニックに来院される患者さんは、ほとんどが肺の中からくる痛みではなくて、肋骨《ろっこつ》や肋軟骨《ろくなんこつ》、肋間筋《ろっかんきん》、肋間神経などが痛みを発するケースです。肋骨が骨折したりすると、呼吸をして肋骨や肋間筋が動くたびに痛みます。

特に、咳をして肋骨や肋間筋が痛くなる人はけっこういますが、原因がはっきりわからない場合も少なくありません。

チェックポイント④ 血の混じった痰が出た

血が混じった痰のことを、血痰と呼びます。特に出血量が多く、ほぼ全体が血液の場合は喀血《かっけつ》と呼んでいます。

戦前戦後の頃には、喀血するというと、ほぼ肺結核でした。

当時、結核は死の病で、大量に喀血して亡くなる人がかなり多かったようです。

血痰が出るとびっくりする人もいると思いますが、現在では、結核の人は少なくなりました。

血痰の出血源が肺である場合なら、肺がんや気管支拡張症などの可能性を考えます。気管支拡張症というのは、気道の炎症を繰り返すことで気管支の壁が壊れて広がり、元に戻らなくなる病気です。

細菌などでさらに炎症を起こしやすくなり、肺の機能も低下するので要注意です。ただし、血痰の出血源を特定するのは難しく、患者さん本人もわからないことが少なくありません。

肺からの出血と思っていたら、実は鼻血の場合もあれば、歯肉からの出血が寝ている間に咽頭部にたまって、朝出てきた……などという場合もあります。

血痰は、咳と一緒に出てくるものを言います。

出血源が肺であれば、必ず咳を伴うというのが、ひとつの目安になります。

紛らわしいものに、吐血《とけつ》もあります。

こちらは、胃や食道から出血するものです。

喀血は肺からの出血で、咳と一緒、吐血は胃や食道からの出血で、吐き気と一緒……と覚えておくとわかりやすいかもしれません。

いずれにしろ血痰があった場合は、受診して気管支や肺の異常の有無を確認しましょう。

チェックポイント⑤
胸部X線の結果に「結節影」「腫瘤影」と書かれた

結節影《けっせつえい》、腫瘤影《しゅりゅうえい》、粒状影《りゅうじょうえい》、網状影《もうじょうえい》、浸潤影《しんじゅんえい》、線状影《せんじょうえい》、過膨張、縦隔拡大――。

健診の胸部X線写真で指摘される異常陰影《いんえい》にはいろいろな表現があり、一般の人が理解するのはちょっと難しいかもしれません。

というのも、医師によってそれぞれ表現の仕方が違う、ということもあるのですが、それでもある程度の法則があります。

例えば、肺がんの疑いのある影の場合、３㎝未満の丸く写り込んだ影は「結節影」、３㎝以上のものを「腫瘤影」と大まかに分けています。

どちらも肺がんの可能性がありますから、受診が必要です。

特に腫瘤影は比較的大きな肺がんの可能性もあるので、早めにCTなどで精査をしてください。

X線検査では1㎝未満の影は指摘できませんし、肋骨や血管の重なり、乳首など肺の中にないものが結節影のように見えることもあります。精密検査の結果、異常なしとなることも少なくありません。

肺の中の影かどうかは、CTで確認することができます。

粒状影、網状影、線状影、浸潤影などは、どちらかというと肺炎など炎症由来の影、過膨張は肺気腫（COPD）、右肺と左肺の間の心臓周辺のことをいう〝縦隔〟の拡大は、大動脈瘤、縦隔腫瘍などの可能性も考えられます。

チェックポイント⑥
イビキがひどく日中突然眠くなる

本人も気づいていないことが多い睡眠時無呼吸の兆候です。

睡眠中はイビキ、日中は眠気というのが代表的な症状ですが、それぞれの時間帯によって、次のような症状も認められます。

（睡眠中）
・毎日イビキがうるさいと家族に言われる
・寝ると呼吸が止まっていると家族に言われる
・飲酒していない日でも、イビキがある
・イビキが止まったと思ったら、大きな音とともにイビキが再開する（と言われる）
・眠りが浅く、よく目覚めたり、トイレに起きたりする
・息苦しくて目が覚めることがある

（日中）
・会議など仕事中にいつの間にか居眠りしてしまう
・運転中なのに、信号待ちや渋滞のときに眠ってしまった
・十分な時間寝たはずなのに、朝疲れが取れていない

・起床時に頭痛がある
・肥満があり、首が太くて短い
・アゴが小さい
・高血圧症である

上記の症状に複数該当する場合は、睡眠時無呼吸の可能性があります。早めの受診をお勧めします。

8章　肺の免疫力を上げる7つのヒント

傷ついたキャッチャーを守るプロテクターとは？

私たちの身体の中でも堅実な守りの臓器である肺は、野球チームでいえば、キャッチャーというところでしょうか。

普通の公式ボールが投げ込まれれば、キャッチャーは難なくミットで捕球して、ピッチャーに返したり、内野手に送球したりします。

ところが、もしボールの表面にトゲトゲがたくさんついていたとしたら……？

そんなボールをキャッチしたら、すぐにミットに傷がついてしまうでしょう。

これを何度も繰り返していると、ミットに穴があいて手まで傷ついてしまいます。

しかも、トゲトゲボールが一度に何球も投げ込まれたとしたら？

ミットだけで捕球することはとても無理。

でも、そこはキャッチャーの習性か、プロテクターをつけた身体でボールを受け止めるようとするはずです――。

いったい何の話かというと、キャッチャーは肺、公式ボールはきれいな空気、トゲトゲボールは汚れた空気に置き換えてみてください。

そして、キャッチャーを守っているプロテクターは、身体の免疫力になります。

このままトゲトゲボールが投げ込まれ続ければ、プロテクター、つまり身体の免疫力にも限界があります。

破損部分やカバーしきれない部分に飛んできたトゲトゲボールを生身の身体が受け止め、どんどん傷ついていくように、免疫力が低下した肺は汚れた空気にさらされ続けて傷つく一方でしょう。

満身創痍《まんしんそうい》のキャッチャー、つまり瀕死の肺は、傷だらけの身体をひきずりながら、それでも、ふだんは使わない筋肉、つまり呼吸補助筋を使って、自分の役割を果たそうと懸命に働くことになるはずです。

こんな肺のダメージを避けるには、どうしたらよいでしょうか。

答えは、実はとても簡単です。トゲトゲボールが飛んできたら、キャッチャーは捕球しないで逃げればよいのです。

タバコの煙や汚染された空気などのトゲトゲからは「逃げるが勝ち」なのです。

ただし、わかってはいても、キャッチャーがゲームを放り出して逃げるわけにはいかない。職場放棄はできないでしょう。

野球でたとえると、肺はキャッチャー！
受けるボールによって傷つき方が変わる！

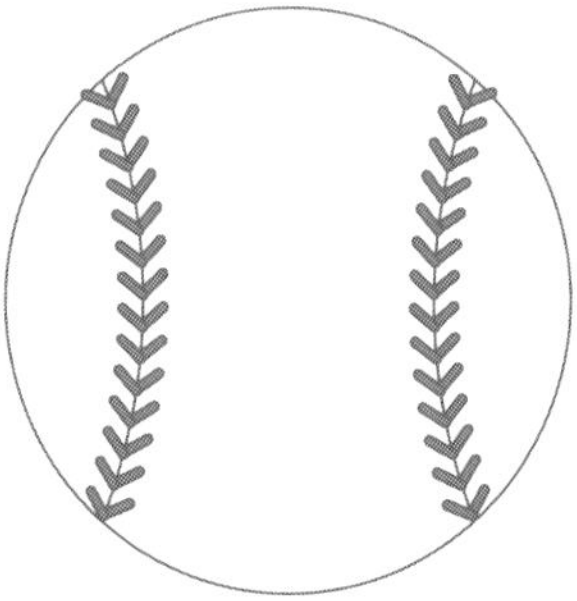

キレイな空気は公式ボールのようなもの

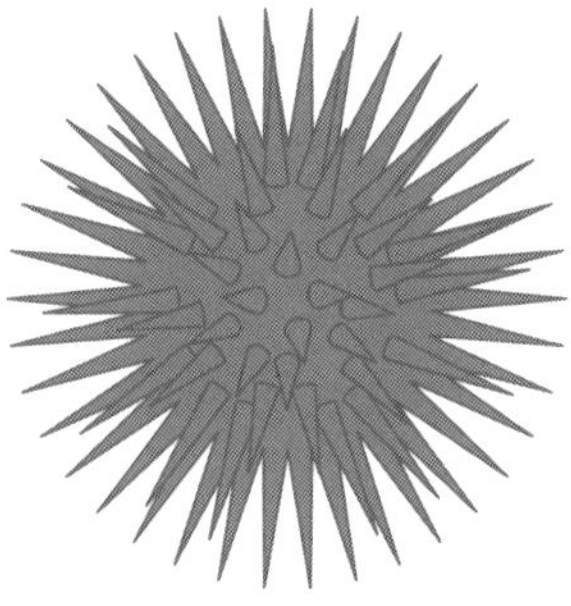

汚れた空気はトゲトゲボールのようなもの

図Ｌ　キレイな空気と汚れた空気

それなら、キャッチャーのミットやプロテクターを分厚く丈夫にして、トゲトゲに負けないようにすることです。すなわち、肺の免疫力を高めることが重要です。

もっとも免疫力アップといっても、リンパ球など免疫細胞を増やしたり強化したりという方法とは違います。

日常生活の中で誰もができる、もっと原始的で簡便な方法を考えていきたいと思います。

1　マスクをつける

「なんだ、そんなことか」と思う人もいるかもしれませんね。

今やマスクはすっかり必携品。今回のコロナ禍では、それくらいマスクの有効性が証明されたように思います。

新型コロナウイルスに感染すると、症状が出る前から人に感染させる可能性があることがわかってきました。

自分は元気なので感染者ではないと思っているうちから、人に感染させてしまう。

このウイルスのもっとも厄介なところは、今まで奨励されていた咳エチケットだけでは不十分ということです。

症状のある人もない人もすべての人がマスクを着用する「ユニバーサル・マスキング」により、ウイルスの伝播を防ぎ、多くの人を助けることになるという試算がでています。

サージカルマスクの目の大きさは、およそ5μm。一方、花粉や、ウイルスを含んだ飛沫は5μm以上の大きさがあるといわれ、十分に防御可能ということになります。しかし、PM2・5や、空中を浮遊するウイルス、結核菌などはサージカルマスクの目の大きさよりも小さく、防御することは不可能です。

このようなマスクの限界を知ったうえで、正しく装着することが大切です。

2　口呼吸をやめて、鼻呼吸にする

私にはダニアレルギーがあり、子どもの頃から通年性のアレルギー性鼻炎をもっています。

そのため、朝起きると鼻うがいをして、日中は意識して口呼吸をしないようにしています。

ただ、就寝中は鼻が詰まりやすく、どうしても口呼吸になってしまいます。

就寝中の私は免疫力が下がっていると自覚しています。

図をご覧いただくとわかりますが、私たちの鼻腔には、上中下の鼻甲介《びこうかい》というヒダがあり、これが鼻腔を3つの鼻道に分けています。

鼻呼吸で吸った空気は、鼻甲介のすきまを通る間に加湿加温されます。

そして、空気中に含まれていた花粉など大きな粒子は、鼻毛や鼻甲介の粘膜によって捕捉され、加湿加温清浄された空気だけが気管に送り込まれるのです。

ところが、口呼吸ではこのステップはすべて省略され、乾燥しやすくなると同時に、気管や肺に不純物が紛れ込んで危険が及ぶ可能性があるのです。

私のように、寝ている間にどうしても口呼吸になってしまう人は、口が閉じるようにテープを貼ったり、マスクをしたり、室内を加湿したりして、口腔内の乾燥などを防ぐのも守りの手段のひとつです。

鼻呼吸で免疫力がアップ！

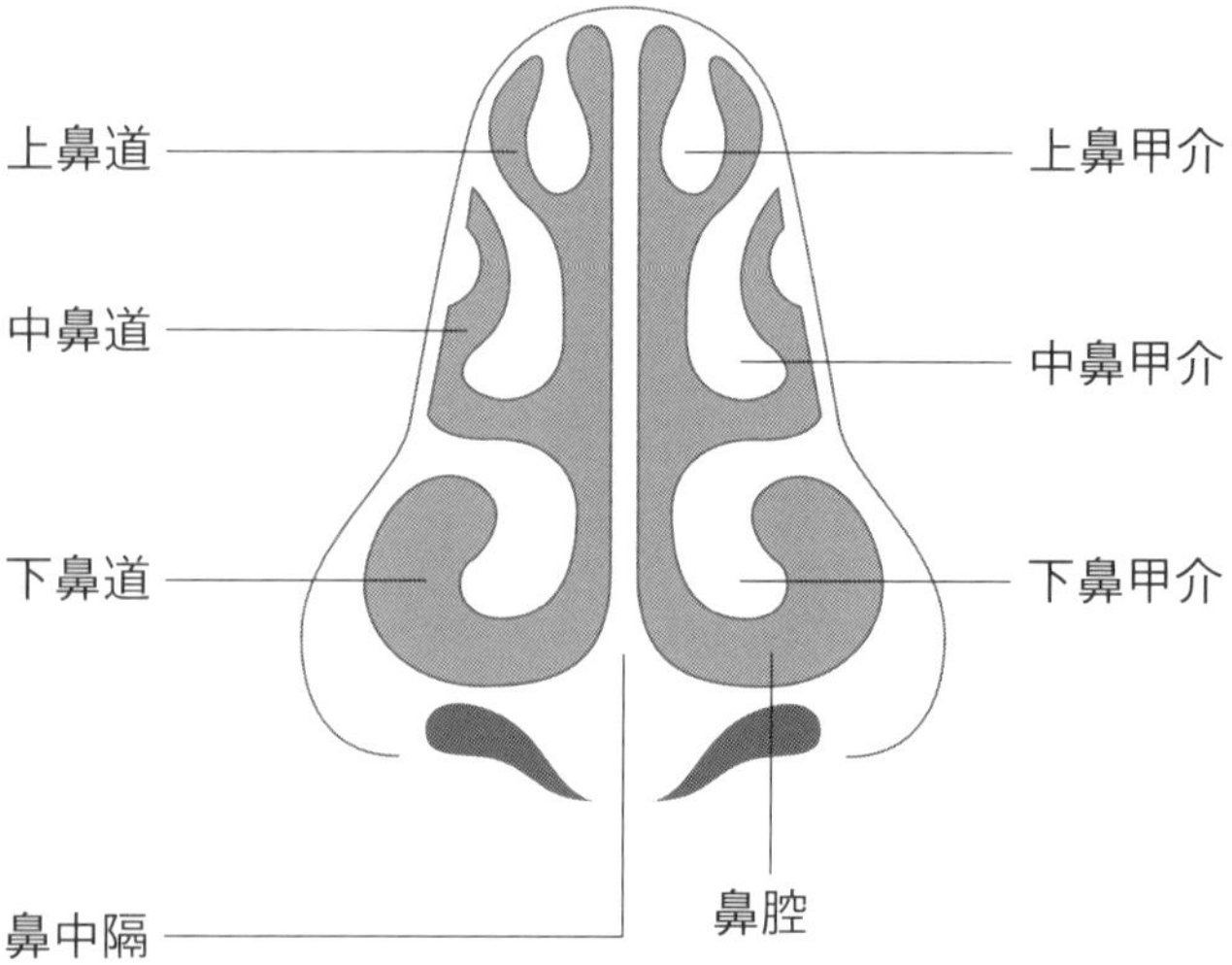

図 M　鼻腔の仕組み

3　口腔内を清潔に保つ

口の中には、常に唾液が分泌されています。

唾液には、消化作用のほかに、口腔内を洗い流すという役割があります。

そのため、唾液が少なくて乾いた口腔は、細菌にとっては絶好の環境なのです。

ふだん鼻呼吸をしている人でも、夜寝ている間は唾液の分泌が減ってしまうため、起床時には口の中の細菌の数はもっとも多くなります。

就寝中に口呼吸をしている人は、口腔とノドがさらに乾燥するため、細菌の数はより多くなります。

歯肉炎や虫歯があったり、口腔内細菌が増殖しすぎたりすると、肺炎のリスクがぐんと高まります。

肺炎が重症化したタイプの肺膿瘍《はいのうよう》（肺化膿症）や膿胸《のうきょう》は、肺や胸腔にドロドロの膿がたまった状態であり、切開して膿を出さなければいけないこともあります。

その際、腐敗臭を伴う膿が体内から出てきますので、膿を培養検査に提出すると、口腔内細菌がよく検出されます。

口腔内細菌は常に我々の口の中にいるので友達のようなものですが、油断するところのように敵に変わります。

毎日歯磨きをし、虫歯や歯肉炎の治療を行って、口腔内を清潔に保つことは、肺炎の予防にもつながるのです。

特に、夕食後～夜寝る前の歯磨きやうがいは、就寝中の肺を守るためにきわめて重要です。

4　誤嚥しないようにする

誤嚥性肺炎については3章で触れましたが、高齢者や寝たきりの患者さんでは、歯周病や口の中の乾燥などのため、口腔内細菌が異常に増殖していることがあります。

しかも、咳反射が弱く、嚥下機能も低下しているために、非常に誤嚥しやすくなっています。

つまり、唾液や食べものを気道内に誤嚥してしまうと、異常に増えている口腔内細菌が一緒に気管から肺へと吸引されて、誤嚥性肺炎を発症するリスクが高くなります。

そのため、口の中の常在菌である嫌気《けんき》性菌《せいきん》が、肺炎の原因となることが多いのです。

高齢になったら、嚥下機能が低下していることを自覚すること。

食事のときには、ひと口の量を少なくし、少しずつ飲み込むようにします。

みそ汁などの水分はもっともむせやすいので要注意。

特に嚥下機能が落ちている場合には、水分にはとろみをつけると誤嚥の予防になります。

水分にとろみをつけるとろみ剤が各種市販されているので、活用されるとよいでしょう。

5　水分をとる

鼻腔、口腔、気管、気管支は、常に湿らせておかないといけません。

というのも、細菌などの外敵が侵入してきても、粘液があれば、これを洗い流したり、鼻水や痰として外に吐き出したりと対処ができるのです。

日頃から、脱水には十分気をつけましょう。

特に、夜間の睡眠中は口腔内細菌が増加していますが、水分をほとんど摂ることがないため、肺炎のリスクが高くなります。

就寝のときには枕元に水を置いて、目が覚めたときに少量の水で、口の中を潤すようにするのが効果的です。

風邪をひいて発熱したりすると、特に高齢者は脱水になりやすいので注意が必要です。

風邪のあとに肺炎を合併することがないように、発熱時には、水分をしっかり摂るようにしましょう。

6　咳を無理に止めない

このコロナ禍に、外出先でちょっと咳をしただけでも、周囲から白い目で見られる……呼吸器系が弱い人には、なかなかツライご時世かもしれません。

咳が悪の権化のようにとらえられるのは、悲しいことですね。

「咳嗽は、基本的には気道内に貯留した分泌物や吸い込まれた異物を気道外に排除す

るための生体防御反応である」（咳嗽・喀痰の診療ガイドライン2019）

つまり、咳は外敵から自分の身体を防御するためにあります。

薬などを使って、咳を無理やり止めてしまうことは、身体に備わった防御システムを自ら放棄していることになってしまうのです。

いわゆる「咳止め薬」は、市販薬も、医師による処方薬も、そのほとんどが中枢性鎮咳《ちんがい》薬に分類されます。

これは、咳の原因とは関係なく、脳に作用して咳反射を抑えるのです。

生体防御反応として必要な咳も抑えてしまう点、実際には治療効果が高くない点、眠気や便秘など副作用が少なくない点など、この中枢性鎮咳薬には多くの問題があります。

市販薬としてもよく使用されるデキストロメトルファン（メジコン®）やコデインリン酸塩は、大量に内服するとモルヒネと同様の向精神作用があり、乱用される危険があることが知られています。

咳止め薬を服用する際には、少量の麻薬を飲むのと同じ、という認識が必要です。

「咳があるから止める」という単純な図式ではなく、「咳の原因となっている病気を見極めて、病気に応じた治療を行い、咳が出ないようにする」ことです。

咳の原因によっては、「咳止め薬」をあえて服用しないという勇気も必要だと思います。

7 アルコールを控える

コロナの影響で、飲み会などの機会もぐんと減っているようですが、飲酒は肝臓だけではなく、肺にとってもいろいろな危険を秘めています。

まずは、アルコールとは切っても切れない関係のタバコ。禁煙中だった人が、会社の飲み会に参加し、勧められるままにタバコを何本も吸ってしまった……よくある話です。

せっかく禁煙外来にまで通ってやめたのに、結局また喫煙を再開するハメになったなんてことがあれば、とても残念としか言えませんね。

また、飲み会で飲みすぎ、食べすぎて帰宅し、家に着くなりソファーに倒れ込んでしまった、なんてことはありませんか。

そのまますぐに眠りに落ち、間もなく大イビキ。

ここでもまた、肺に危険が忍び寄っています。

アルコールの飲みすぎが、肝臓に悪いということはよく知られています。

でも、それだけではありません。

飲みすぎが、肺炎の重症化や睡眠時無呼吸の悪化につながることを知っている人は、どれくらいいるでしょうか。

お酒の席では、つい食べすぎてしまうことがよくあります。

食べすぎると、腹腔内圧が高くなります。

帰宅してすぐに寝てしまうと、まだ消化しきれていない胃の内容物が、食道を逆流し、ノドまで戻って気管のほうへ誤嚥してしまいます。

咳反射が正常であれば、むせて排出することができますが、飲酒によって反射が鈍くなっていると、そのまま肺に入って肺炎になる可能性があるのです。

アルコールをたくさん飲む人のほうが肺炎が重症化しやすいという理由は、アルコール摂取により、ノドの常在菌が影響を受け、特にグラム陰性菌が増えること。

咳反射や咽頭反射が鈍くなり、誤嚥しやすくなること。

免疫力の低下や低栄養、肝機能障害などの基礎疾患があることなどが挙げられます。

舌を支える筋肉、オトガイ舌筋は睡眠中には弛緩するため、舌が咽喉頭部《いんこうとうぶ》へ落ち込み、気道が狭くなります。

それが、イビキや睡眠時無呼吸の原因になるのですが、飲酒すると筋肉の弛緩がひどくなります。

ふだんはそれほどイビキが目立たない人が、深酒をするとイビキがひどくなり、ふだんからイビキがひどい人は、深酒をすると睡眠時無呼吸になります。

さらに、アルコールには血管拡張作用があるため、飲酒により鼻毛細血管が拡張、鼻粘膜が腫れて鼻詰まりをきたします。

その結果、口呼吸となるため、イビキ、無呼吸はさらにひどくなるというわけなのです。

アルコールを控えることは肺炎を予防し、さらに睡眠時無呼吸も予防し、肺をガッチリと守ることにつながるのです。

以上の7つの方法で、プロテクターなどキャッチャーに必要な防具を整えたら、トゲトゲボールに負けない強い身体づくりを。

運動不足の人は、歩くことからでもよいので身体を動かす習慣をつけるようにします。

2章でご紹介した腹式呼吸、口すぼめ呼吸もマスターしておくとよいでしょう。

正しい医療情報を見分ける

最後に、肺の免疫力とは直接関係はありませんが、あなたの肺を守るうえで正しい情報を見分ける方法について述べておきたいと思います。

私が勤務医だったころ、**Kさん**という進行期肺がんの60歳代の女性がいました。病気になるまで中学校の教員をされていました。

Kさんの肺がんはEGFRという遺伝子に異常をもっているタイプでしたので、EGFRを標的にした薬の治療効果が高いことが期待されました。

Kさんに現在の病状を説明し、治療効果が期待できる薬について有効性と副作用について説明しました。

教育レベルの高い方ですので、ご自分の病状および治療法について理解を示していました。

しかし、予想に反して、Ｋさんは私の薦める標準治療を受け入れず、代替《だいたい》医療をしたいと言って、再び来院されることはありませんでした。

標準的な治療をうけず、中国医学、インド医学、健康食品、ビタミン療法など科学的にまだ検証されていない医療のみを受けることを、代替医療と呼んでいます。

最近の研究で、がんに対して代替医療しか受けないと、死亡リスクが２・５倍に上昇するという報告があります。

代替医療では、標準的ながん治療をまったく受けないわけなので、生存率が下がるのは我々医師からみれば当然の研究結果と言えます。

しかし、私は、代替医療しか受けない患者さんを何人もみてきました。

しかも、教育レベルや社会的経済的地位が比較的高い患者さんに多いのです。

なぜ、標準治療ではなく、代替医療を選んでしまうのでしょうか。

今日、インターネット上でキーワード検索すれば、無料でたくさんの情報を即座に得られるようになりました。

便利な時代になったものだと日々実感していますが、無数の情報の中にはデマも紛れています。

その情報が真実なのか、まあまあ正しいのか、デマなのか、自分で判断しなければなりません。

「肺がん、治療」というキーワードで検索すると、無数の情報がヒットします。

その中でどれが正しい情報か判断する基準をもたなければ、すべて正しい情報だと考えてしまっても無理はありません。


医学情報の正誤を判断する、私なりの基準を紹介します。

まず、情報を発信している人が誰かをみます。個人でしょうか団体でしょうか。

例えば、医師一人だけの意見よりは、学会の公式ホームページの情報のほうが正しい可能性が高いです。

例えば、肺の病気であれば日本呼吸器学会ホームページ、がんであれば国立がん研究センターのがん情報サービスなどが役に立ちます。

そういう意味では、本書は私一人が書いたものですので、要注意といえます。

ただ、本書は、教科書や学会のガイドラインなどに載っているすでに確立した知見を、一般向けにわかりやすく書き直したものですので、疑義が生じるような情報は本書にはほとんどありません。

次に、学会ホームページにまだ掲載されていないような最新の情報を知りたいときには、論文を検索します。

科学論文は雑誌掲載前に、ピア・レビュー（査読）がされ、掲載にふさわしい内容かどうか判定されてから、発表されます。

そのため、論文になっている情報は信頼度が高いものです。

新しい医学情報を見たら、それが論文になっている情報なのかを確認する癖をつけましょう。

もちろん、論文をすべて信用してよいわけではありません。

一つの論文内容が、後日になって別の論文によって否定されることもあります。

複数の論文が同様の結果を異なる雑誌に発表していたら、信頼度が高くなります。

さらに、医学雑誌も、有名な信頼性の高い雑誌から無名の雑誌までピンキリです。

信頼性の高い医学雑誌かどうかは、インパクトファクターを調べるとある程度わかります。

臨床医学でもっとも権威のある雑誌に、*New England Journal of Medicine* 誌と *The Lancet* 誌がありますが、２０１８年のインパクトファクターはそれぞれ約70点、約

59点です。

この2誌は非常に信頼度が高いのですが、ここまではなくても10点以上あればかなり信頼できる雑誌といえるでしょう。

逆に0～3点といった低いインパクトファクターの雑誌に掲載されている情報は科学的根拠が不足していることがよくあります。

論文はたいてい英語で書かれていますが、無料の翻訳サイトが複数ありますので、活用されるとよいでしょう。

医学情報には、まず間違いないもの、根拠に乏しくまだ正しいとは言えないもの、不確かなものなど、科学的根拠（エビデンス）のレベルがさまざまなものがあります。

医師でもそのあたりを正しく判断するのは難しいことがあります。

正しい情報をいかに伝えていくのか、今のネット社会における課題ではないでしょうか。

【参考文献】

日本呼吸器学会ＣＯＰＤガイドライン第５版作成委員会編：ＣＯＰＤ（慢性閉塞性肺疾患）診断と治療のためのガイドライン 第５版．メディカルレビュー社：２０１８．

日本呼吸器学会 大気・室内環境関連疾患予防と対策の手引２０１９作成委員会編：大気・室内環境関連疾患 予防と対策の手引き２０１９・メディカルレビュー社：２０１９．

Cohen AJ, et al. Estimates and 25-year trends of the global burden of disease attributable to ambient air pollution: an analysis of data from the Global Burden of Diseases Study 2015. *Lancet*; 389（10082）: 1907-1918, 2017.

Levine S, et al. Rapid Disuse Atrophy of Diaphragm Fibers in Mechanically Ventilated Humans. *N Engl J Med*; 358: 1327-1335, 2008.

日本呼吸器学会 成人肺炎診療ガイドライン２０１７作成委員会編．成人肺炎診療ガイドライン２０１７．メディカルレビュー社：２０１７．

Troeger CE, et al. Mortality, morbidity, and hospitalisations due to influenza lower respiratory tract infections, 2017: an analysis for the Global Burden of Disease Study 2017. *Lancet Respir Med*; 7（1）: 69-89, 2019.

日本アレルギー学会 喘息ガイドライン専門部会．喘息予防・管理ガイドライン２０１８．協和企画：２０１８．

日本呼吸器学会 喘息とＣＯＰＤのオーバーラップ診断と治療の手引２０１８作成委員会編．喘息とＣＯＰＤのオーバーラップ診断と治療の手引２０１８．メディカルレビュー社：２０１７．

日本呼吸器学会 咳嗽・喀痰の診療ガイドライン２０１９作成委員会編．咳嗽・喀痰の診療ガイドライン２０１９．メディカルレビュー社：２０１９．

Park HY, et al. Chronic obstructive pulmonary disease and lung cancer incidence in never smokers: a cohort study: *Thorax* ; 75:506-509, 2020.

日本呼吸器学会 厚生労働科学研究費補助金難治性疾患政策研究事業「難治性呼吸器疾患・肺高血圧症に関する調査研究」班監修．睡眠時無呼吸症候群（ＳＡＳ）の診療ガイドライン２０２０．南江堂：２０２０．

Benjafield AV, et al. Estimation of the global prevalence and burden of obstrucive sleep apnoea: a literature-based analysis. *Lancet Respir Med*; 7（8）: 687-698, 2019.

Johnson SB, et al. Use of Alternative Medicine for Cancer and Its Impact on Survival. *JNCI*; 110（1）: 121–124, 2018.

おわりに

最後まで読んでいただき、本当にありがとうございました。本書を通じて、繊細な臓器である肺に親しみをもっていただけるようになったでしょうか。

私が最初に患者さんを看取ったのは、医師になって一年目の冬でした。重い呼吸器疾患の患者さんで、治療の甲斐なく、入院して約2週間で亡くなられました。思い起こしてみると、研修医だった私にはいろいろ至らぬ点があり、今でも気恥ずかしい思いになります。明らかに研修医で未熟だった私を、患者さんもご家族も責めるようなことはせず、受け入れてくれていたように思います。

亡くなられた後、しばらく経ってご遺族と街でばったり出会いました。私の顔を覚えてくれていたようで、「その節は大変お世話になりました」と感謝されたのです。

その患者さんが入院されてから実施した治療はまったく効果がなく、日に日に悪化し亡くなられたので、「感謝されるようなことは何もできなかったのに、なんで感謝されるのだろう」と不思議に思ったのを覚えています。

原点となったこの経験がその後の進路選択に少なからず影響し、私は呼吸器内科医となりました。


呼吸器内科医となって20年以上が経過し、看取った患者さんの数もおそらく100人以上となりました。ご遺族の多くが、主治医である私に対し「お世話になりました」と言って、病院から患者さんを連れて帰りました。

亡くなる前日、最後の回診に来た私に「世話になったね」と苦しそうな呼吸をしながら言ってきた高齢の女性患者さんもいました。

数十人を看取った頃からでしょうか、感謝の言葉をありがたく頂戴しながらも、少々ひねくれている私は、感謝の言葉の裏に別の意味を感じるようになりました。

「頼んだよ」という負託なのではないかと。

老衰などで天寿を全うした患者さんやそのご家族から「負託」を感じることはあまりありません。

志半ばだった方、働き盛りだった方を看取ったときに、その思いを強く感じました。

「自分と同じような思いを、これからの患者さんにはさせないようにしてくれ」と。

その後、私は大学院でがんの研究を行い、大学院卒業後は肺がんの臨床研究を行い、その負託にわずかながら応えてきたつもりです。

医学は日進月歩です。今、同じような患者さんが入院してきたら、結果は変わるでしょうか。

私の原点となった、最初に看取った患者さんは高齢でしたが、経営者でした。引き継ぎなどやり残したことがあったに違いません。

あれから20年以上が経ちましたが、残念ながら現在の医療をもってしても、死亡という結果は変わらなかったと思います。上手くいって、2週間だった命を2週間+数日に延命できる程度でしょうか。

主治医として関わらせていただいた2週間という時間が短すぎたのです。2週間ではなく、もし2年間という時間が私に与えられていたなら、今なら3年間に延ばせるかもしれません。つまり、早期発見と早期治療です。

もし10年という時間が与えられたなら、20年に延ばせるかもしれません。つまり、予防です。

「負託」に応えるためには、病気の予防、病気の早期発見が欠かせないという思いが強くなり、クリニック開業という選択をしました。

しかし、我々、保険医には大きな壁があるのです。

日本にいる医師のほとんどは、健康保険証をもっている患者さんを対象に健康保険診療を行う保険医です。保険医は厚生労働省令に従って診療しなければなりません。

簡単に言うと、病気を疑う患者さんに検査を行い、病気を診断したら治療を行うという、病名ありきの診療です。まずは「自分は病気ではないか」と思ってもらって、医療機関を受診してもらわなければ、スタートしません。

本当は病気なのに、「自分は健康だ」と思って受診しない人には、保険医は手を出せないのです。

そのような隠れた病気を発見するために、健康診断や人間ドックがありますが、健康診断は保険診療ではないので、健康保険が利かず費用がかかります。

そのため、健康診断を受けない人もかなりいますし、受けてもメタボ健診など無料もしくは安価なものだけの人が多いと思います。

肺機能検査や肺のレントゲン、肺のＣＴなど呼吸器疾患を見つけるための健康診断や人間ドックを受けている人は少数ではないでしょうか。

「自分の肺は健康だと思うけど、念のため肺の健康診断を一度受けてみようかな」

「自分の肺は健康だと今まで思ってたけど、実は病気なんじゃないか」と思ってもらうために、この本を書きました。

目のように痛みを肺が感じるなら、痛みを感じるたびに自分の肺を心配するでしょう。しかし、肺は痛みを感じない臓器です。

「痛みを感じないキャッチャー」のことを心配してあげる人は、監督であるあなただけです。

この本を読まれて、肺の病気の早期発見もしくは予防につながった人が一人でもいれば、本書は成功だと考えています。

最後に、この本を出版するにあたり、企画段階からご指導いただいたJディスカヴァーの城村典子さん、企画を採用していただいたさくら舎の古屋信吾代表と戸塚健二さん、わかりやすい文章作成をご教示いただいた鈴木洋子さんにこの場を借りて御礼を申し上げます。

2021年2月

石本　修

著者略歴

1969 年、兵庫県に生まれる。医学博士。日本呼吸器学会認定の呼吸器専門医および指導医。日本内科学会認定の総合内科専門医。「おきのメディカルクリニック」院長。

1995 年、東北大学医学部卒業。2002 年、東北大学大学院医学系研究科医科学専攻博士課程修了。医師として最初に看取った呼吸器内科の患者さんに、十分な治療を提供出来なかったという思いから、呼吸器の診療と研究に従事することになる。その後 20 年以上にわたり、呼吸器内科医として、数千人の呼吸器患者さんの診療に当たり、肺 CT を 1 万回以上読影してきた。肺炎や喘息、COPD、肺がんなど多種多様な疾患を担当しながら、学会発表や 20 編以上の英語論文発表を行ってきた。

2016 年、仙台に「おきのメディカルクリニック」を開院。内科外来診療の傍ら、ブログで最新英語論文を一般向けにわかりやすく紹介している。

https://www.okino-clinic.com/

その息切《いきぎ》れはCOPD《シーオーピーディー》です
――危《あぶ》ない「肺《はい》の隠《かく》れ慢性疾患《まんせいしっかん》」を治《なお》す！

二〇二一年三月六日　第一刷発行

著者　石本《いしもと》　修《おさむ》
発行者　古屋信吾
発行所　株式会社さくら舎　http://www.sakurasha.com
東京都千代田区富士見一-二-一一　〒一〇二-〇〇七一
電話　営業　〇三-五二一一-六五三三　FAX　〇三-五二一一-六四八一
編集　〇三-五二一一-六四八〇
振替　〇〇一九〇-八-四〇二〇六〇

装丁　長久雅行
カバーイラスト　Arcady-stock.adobe.com
イラスト　株式会社ウエイド（原田鎮郎）
編集協力　株式会社Jディスカヴァー
印刷・製本　中央精版印刷株式会社

ISBN978-4-86581-286-2